我
们
一
起
解
决
问
题

婚姻中的自我

精神分析取向伴侣治疗

SELF WITHIN MARRIAGE

The Foundation for Lasting Relationships

〔美〕理查德·M. 泽特纳（Richard M. Zeitner） 著

叶波 译

人民邮电出版社

北京

图书在版编目（ＣＩＰ）数据

婚姻中的自我：精神分析取向伴侣治疗 /（美）理
查德·M. 泽特纳（Richard M. Zeitner）著；叶澂译
. -- 北京：人民邮电出版社，2023.6
ISBN 978-7-115-61693-7

Ⅰ. ①婚⋯ Ⅱ. ①理⋯ ②叶⋯ Ⅲ. ①精神疗法
Ⅳ. ①R749.055

中国国家版本馆CIP数据核字(2023)第074868号

内 容 提 要

本书结合了客体关系理论、自体心理学、系统论、依恋理论等多种理论取向，阐述并探讨了一种理解和处理亲密关系问题的、以二元自我为基础的治疗方法。

二元自我是作者理查德·M.泽特纳独创的概念，指的是伴侣双方共同的自我结构或共享的无意识空间，在这个结构或空间内，伴侣双方可以共同投射和变化，并容纳自我的各种特征，包括无意识的恐惧、需要、渴望，以及驱力状态，以上这些都源自个体的早期发展阶段。他认为二元自我的平衡是伴侣关系维持稳定的一个必要条件。

基于对案例的详尽阐述和对治疗技术深入浅出的解构，本书为个体治疗师和伴侣治疗师提供了一个全新的框架，使其能够帮助来访者深刻地理解自己是谁、他们在关系中扮演着怎样的角色，以及他们如何在延续伴侣关系的同时保有自我的独立性。

◆　　著　[美]理查德·M.泽特纳（Richard M. Zeitner）
　　　译　叶 澂
责任编辑　黄海娜
责任印制　彭志环

◆人民邮电出版社出版发行　　北京市丰台区成寿寺路 11 号
邮编 100164　电子邮件 315@ptpress.com.cn
网址 https://www.ptpress.com.cn
天津翔远印刷有限公司印刷

◆开本：720×960　1/16
印张：19　　　　　　　　　　2023 年 6 月第 1 版
字数：200 千字　　　　　　　2023 年 6 月天津第 1 次印刷
著作权合同登记号　图字：01-2023-0438 号

定　价：89.00 元
读者服务热线：（010）81055656　印装质量热线：（010）81055316
反盗版热线：（010）81055315
广告经营许可证：京东市监广登字 20170147 号

谨以此书献给简。

中文版推荐序

这是一本非常美妙的书。当我翻开它时，竟像读小说一样，不知不觉、趣味无穷地看了下去。要知道精神分析领域大部分的书都是艰深晦涩的，能以如此自然、亲切的方式讲述精神分析这门深邃的心理哲学，足见作者的心理学功底及文学功底深厚不凡、令人欣喜。

本书的作者——理查德·M. 泽特纳——以深入浅出的笔法，将客体关系理论、自体心理学、系统论，以及家庭治疗浑然天成地结合在一起，极具洞察力地发现了婚姻关系中一个隐藏的设定，或者被"刻意"隐藏起来的部分：关系中的双方都在对方身上寻求自己缺失的东西，以使自己完整。也正是这个发现，让作者建构出了一个新的伴侣治疗的理论，其核心概念**二元自我**（selfdyad）是作者 30 多年实践经验的精华。正如作者在书中所说的，二元自我是一个在结构上类似于分析性第三方，而在功能上发挥着与自体客体的作用相同的动力组织。我相信在精神分析史上，至少在精神分析伴侣治疗领域，泽特纳的发现和创新将会被治疗师奉为圭臬，成为一个不可替代的范式。

除了对精神分析理论的延伸及精妙绝伦的分析之外，书中的案例部分也非常引人瞩目。作为一名心理治疗师，我十分了解我们自己讲述案例时的那种状态，或许我们的分析与判断精准且精妙，但除了治疗师之外，我想对心理咨询与治疗不了解的人其实很难理解案例中的生动之处。本书中的案例的精妙之处在于，作者不仅在专业性上无懈可击，在对案例中每个细节的描述上也下了不少功夫，不然，作为读者的我们不会在阅读时有身临其境的感觉。

本书的原著是用英文呈现的，在将它转换成一种截然不同语言的基础上，同时保存原著的精妙之处，实属不易。但正因为有叶渺这位非常优秀的译者，才能使读者 —— 就像我一样 —— 得以尽享本书的精髓。叶渺的文笔流畅而自然，释意精准到位，跨越了文化的界限和语言的鸿沟，将本书诠释得生动立体，妙趣横生。

初次认识叶渺是在 6 年前。2017 年，我任命为暖心理咨询部的咨询师总督导。当时叶渺 25 岁，是这里最年轻的一批新手咨询师之一。坦白来说，新生代通常令人很操心，我们曾花了大量的时间对新手咨询师进行督导和培育。然而叶渺不同，他有着远超同辈的专业功底、心理学天赋，以及优秀稳定的咨询人格，令人印象颇深。每次叶渺呈报的咨询个案都会成为同辈中咨询的范例。渐渐地，他就成了整个平台所有咨询师的范例。

在我的记忆中，叶渺的心理咨询风格温暖且包容，抱持感非常强，并且真挚朴实、毫不炫技。他懂得融会和糅合心理学各家的专业技艺，并以四两拨千斤的力道在咨询中破阵而出，带领来访者走出困顿和迷茫。这对于心理咨询师而言是极其珍贵的特质，我们把它叫作"高手出招，了无痕迹"。

叶渺也是一位非常优秀的作者。在过去的 6 年中，我亲眼见证了他产出数十万的文字作品。去年，他出版了他的第一部心理学专著《掌控你的心理与情绪》，这是一本非常实用的大众心理科普读物，书中将心理学知识与现实生活中的实操技能融会贯通。

这本译著是叶溦的第二部作品，这份成果更为令人欣喜，因为他从惠及大众转向了为心理学专业领域做贡献、为心理咨询师的成长及整个行业的前进再添薪火。

我非常庆幸这样一本优秀的图书能遇到叶溦这样一位优秀的译者，宛若一把宝剑遇见了与之匹配的剑鞘，这是势均力敌的相遇，是作者与译者之间的心有灵犀，是一场彼此都不辜负的双向奔赴。多么美好，美好得毫无遗憾。

愿你能幸运地拥有本书，幸运地跟随作者和叶溦老师一起完成这次心灵成长之旅，收获你对心理学的领悟、对亲密关系更深层的理解，以及对人性更深刻的洞察。

唐婧

知名心理咨询师

"人民日报健康号"科普先锋奖得主

《中国新闻周刊》《人民日报 – 健康时报》专栏撰稿人

中央人民广播电台、央视网客座嘉宾

英文版推荐序

　　作为本书的推荐序，我想从讲述一些历史开始。精神分析取向伴侣治疗这一领域自 20 世纪 40 年代末由伊妮德·巴林特（Enid Balint）及她在伦敦塔维斯托克研究所（Tavistock Institute）家庭讨论小组的同事创立以来，已经发生了很大的变化。他们从思考无意识在婚姻中的功能开始，在与个体及伴侣工作的过程中，逐渐建构起了首先有助于深入理解伴侣的文献资料。

　　亨利·迪克斯（Henry Dicks）在 1967 年出版的具有里程碑意义的《婚姻中的张力》（*Marital Tensions*）一书，实现了他对这一领域的贡献。这本书是一个重要的转折点，并成为在这一领域探寻的我们的起点，此后，我们开始理解婚姻中的**无意识组织**（unconscious organization）、个体的及双方共享的无意识在形成亲密关系的过程中所扮演的角色，以及这些共享的无意识组织在长期的婚姻或伴侣关系中的命运。迪克斯的"实验"设置包含两个个体治疗师，他们会分别与丈夫和妻子进行工作，然后共同会见同一名督导师（通常是亨利·迪克斯），来为每一段婚姻及其无意识组织拼出完整的图景。

　　迪克斯在他的模型中引用了梅兰妮·克莱茵（Melanie Klein）和罗纳德·费尔贝恩（Ronald Fairbairn）的基本思想。从费尔贝恩那里，他引用了其将心智组织作为由客体和自我的子单元组成的系统的构想，在这个构想中，通过分裂和压抑拒绝性的内部客体关系及过度兴奋或过度诱惑的内部客体关系，这两个被压抑的部分都与一个更具意识和更理性的**核心自我**（central ego）处于动力学关系中。

从克莱茵那里，迪克斯得到了一个启示，即**投射性认同**（projective identification）是无意识交流的工具。克莱茵最初将这个过程描述为一个婴儿（对成熟的个体也同样适用）通过将自我中危险的部分防御性地投注在母亲身上，并用像对待自我中隐藏的部分的方式那样来对待母亲（或别人）。等到迪克斯撰写关于婚姻的著作时，投射性认同这一概念已经被扩展为一个无意识交流的常态过程，它不仅服务于防御性的目的，也服务于深入交流的基本日常功能——寻求理解与被理解。迪克斯意识到，在婚姻中，投射性认同与**内摄性认同**（introjective identification）的过程是相互的和持续不断的。在这一过程中，每一个个体都在试图找回自我中丢失和压抑的部分，并治愈内在世界的匮乏感与不安全感——这些都能通过费尔贝恩关于心智组织的构想得到最贴切的描述。

在迪克斯撰写关于婚姻的著作的同时期，比昂（Bion）的工作证实了相互的投射性认同是心智形成的熔炉的观点，这个观点应该被视为一个重要的、具有互补性的发展，然而，它需要迪克斯对婚姻的理解也成为一个更完整的模型。后来，迪克斯和他在塔维斯托克研究所的同事及在家庭讨论小组（现在被称为塔维斯托克夫妻关系中心）工作的同事意识到，治疗师同时与伴侣双方会面会更有效，为此，他们改变了治疗技术。在精神分析的婚姻和伴侣治疗领域，许多最有价值的发现都来自这个团体。我在研究性在形成和维持关系上的作用，以及探索伴侣治疗的动力方面的贡献，也都集中体现在这一点上。

虽然在美国和欧洲，许多关于伴侣治疗和婚姻心理学的研究来自其他临床学科，或者更多的依照社会心理学的方法得出［如尼尔·雅各布森（Neil Jacobson）和约翰·戈特曼（John Gottman）后期的研究，以及当前苏珊·约翰逊（Susan Johnson）的研究］，但是精神分析对此的理解一直在持续地演变，它展现出了独特的深刻理解，并提供了其他学派所缺乏的深层的描述。此外，分析性的理解重视亲密关系在结构上的复杂性，这使它超越了其他模型。当然，其他学派往往也能形成这种基础的理解：例如，情感的中心作用，或者使用**移情**（transference）与**反移情**（countertransference）作为伴侣治疗的组织动力。

本书从我前面所讲述的丰富历史中进行了一些借鉴，但泽特纳博士在其中添加了来自不断发展的精神分析领域的新观点。他对二元自我的描述借鉴了当代对自我在整个生命周期内的演变的研究。从海因茨·科胡特（Heinz Kohut）及当代客体关系作家的贡献中，他看到伴侣组织是一个复杂的结构，将会在整个婚姻或伴侣关系中不断地发展成熟。而在这个不断成熟的过程中，每个人生来就想成为独特个体的原始需要和成为关系中的一部分的需要之间的张力永远也无法完全消失。这可以被视为一场不断经历着潮起潮落的斗争，一方面是个体对自主和个性的需要，另一方面是个体对在关系的持续交互中获得支持的需要。

在日常"琐碎"的交流及总是伴随着相互影响的无意识交流中，这种交互得以实现。迪克斯告诉我们，正是这些无意识的交流决定了长期伴侣关系的质量，因为两个人共同形成了一种**夫妻接合人格**（marital joint personality）。在这个过程中，两个人的需要和特质不断地为构建伴侣组织做贡献，同时这种共同构建的伴侣组织也对他们二人都有益处。泽特纳在他对"连接"的讨论中就提到了这种不可简化的复杂性，但是直到现在这套理论才被英语世界的专业人士所了解。

伴侣双方共同构建了一个伴侣组织，并且这个组织对他们双方都有好处——这一观点十分新颖，并且具有极大的价值。实际上，泽特纳对二元自我的贡献引领我们更进了一步：他深入到了建立关系的个体内部，去观察他们的个人发展与在关系中的归属需要之间的张力是如何在每个个体的自我内部，以及在他们共有的日常生活中发挥作用的。每个个体的成长史和个性特点在关系中本就很重要，但是个体作为关系中的一方所构建的组织是新的因素，或者至少应该是新的因素。在伴侣关系中发生的事情，应该可以给个体带来新的生活及创造性的结构，并给伴侣双方的成长与相互验证带来新的机会。[①] 但对于那些来到咨询室并自述在婚姻或伴侣关系中遇到困难的人来说，平衡并没有得到维持。

本书探讨了个体需要和关系需要之间通常是如何发生冲突的。它生动地描述了个体需要和关系需要之间的张力，探究了各种不平衡状态所造成的问题，并提出了研究和处理这些问题的方法。大量的临床案例为泽特纳的研究提供了线索，让我们得以看到一位临床心理学家如何处理那些生活中最痛苦且最棘手的问题。

---

① 译者注：创造性的结构指的是，处在关系中的个体会受到关系的影响，建构出与其过去不同的新结构。

本书在探究"二元自我"的过程中开辟了新的领域。它让我们看到了每个婚姻组织的独特性，以及双方是如何从中获益的。泽特纳生动地描述了伴侣双方之间的动力（即两个人需要在长期的伴侣关系中保持各自独立的自我），并为婚姻理论和治疗的可能性提供了新的维度。我认为本书将丰富读者对婚姻的理解，就像我一样从中获益，它也能使治疗师带着一个更新、更广的理解进入咨询室，从而为来访的夫妻提高生活质量。

大卫·E. 萨夫（David E. Scharff）

医学博士

译者序

亲密关系就像一个天平，而关系中双方的自我则是天平两端的砝码，一端的砝码放多了，天平就不能再保持平衡，如果双方的砝码相差太多，亲密关系这个天平终将走向分崩离析。

作为个体治疗师，我们往往关注的是来访者本人自我的发展和强大，但当我们把来访者这个个体放在关系中时，只有两个自我是不够的，因为关系需要两个自我的协作。理查德·M. 泽特纳从系统的角度将伴侣双方共同的自我组织命名为"二元自我"，以表示当治疗师将伴侣双方看作一个整体时，他们共同的自我的诸多特质。

过往的中文译著中从未出现过"二元自我"这个术语，而我在翻译本书的过程中，也对此纠结许久。原文所用术语为"selfdyad"，这是泽特纳创造的一个单词。如果考虑到对术语翻译的一致性，"self"本应被译作"自体"，因为"self psychology"早已被约定俗成地译为"自体心理学"，但将"selfdyad"译作"自体二元体"显得有些冗长，而"self"被译作"自我"的话更符合中文语境，所以最后我将"selfdyad"译作"二元自我"。另外，译著中只有涉及费尔贝恩的理论及自我心理学时，自我的翻译才源自"ego"，而其余的均源自"self"。

本书对伴侣治疗师、家庭治疗师，乃至团体治疗师都有很大的意义，因为它给我们提供了一个从整体来看待关系的视角。此外，对个体治疗师来说，关注来访者的亲密关系也能给我们提供了一个新的理解来访者的角度。值得一提的是，虽然泽特纳创造了"二元自我"这一术语，并且告诉我们从系统的角度来看待关系，但他认为，与关系同样重要的是，伴侣双方应该在关系的平衡中保持各自独立的自我。我想，这就是泽特纳想通过本书传递的宗旨。

以上是对本书的一个概述，读者在实际阅读的过程中，会发现更多细化的内容，如伴侣关系中涉及的依恋、性，以及诸如文化对伴侣关系造成的影响等。如果读者有一些经典精神分析和当代精神分析的理论基础，会更好地理解本书的内容。

最后，感谢编辑杨楠老师在译稿的审校方面为我提供的帮助，感谢人民邮电出版社让这本译著顺利出版，为伴侣治疗师、个体治疗师提供一个拓展治疗视角的机会。

叶湫

2023 年 5 月 5 日

　　本书是关于关系的。更具体地说，它是关于如何建立和维持亲密关系的。虽然我写的是关于婚姻的持久性，但我描述的原则适用于所有浪漫的亲密关系，无论是已婚或未婚的异性恋，还是同性恋。尽管在我的许多研究案例中，伴侣都是已婚的，但我也试图将那些未婚或不打算结婚的人涵盖进去，他们也是长期的伴侣，并选择通过紧密的联结一直在一起。明确地说，本书的核心主题是在关系中建立的亲密、它是如何或为何由两个人建立的、它是如何或为何持续下去的，以及最重要的，它是如何或为何衰退甚至恶化的。

　　这不是一本自助书，也不是一本教科书。首先，我打算把它作为读者的虚拟咨询室 —— 在这里，我可以塑造和强化我关于关系心理学的观点，同时利用我多年来作为一名心理学家和精神分析学家的研究、教学与实践的经验来理解伴侣双方之间的斗争。多年以来，我一直保持着用精神分析和系统论来理解伴侣双方之间的斗争的兴趣。我相信本书的真正价值不在于我所学习和研究的理论，甚至不在于我所借鉴和修正的理论。相反，它的价值在于我所选择的丰富的案例研究 —— 这些案例都是借由我的病人个体和伴侣来描述的，我有幸认识他们并与他们一起工作了许多年。正如我们所知，只有在咨询室里，治疗理论才能得以发展，这也再一次提醒了我们，心理学的技术是存在且发展着的。

从某种意义上讲，本书是一个关于案例研究的概要，涉及我所认为的、在理解伴侣治疗上重要且基本的核心观点。我希望它不仅能让读者理解理论思想的应用，也能理解我个人是如何在伴侣治疗中思考和工作的。我认为投射性认同是人际交往中的一种基本形式，并且在与伴侣进行的工作中，我灵活地使用了这个概念。

在所有的亲密接触中，一个人与另一个人的交流都只有部分是在意识层面的。在本书中，我坚持一个基本的假设，即在咨询室里，如果我仔细观察就会发现，伴侣之间的交流有的是讲给我听的，有的是借由我来表达的。在每一个案例研究中，我都试图去展示我是如何观察、倾听伴侣所讲出来的和未讲出来的部分，以及它们是如何在我的内在世界被体验和被孵化的；接着，我的个人反应和思考将被更高水平的认知过程加工编码，这使我可以理解伴侣组织中的无意识本质及他们关系中的问题。

但是，我听的是什么呢？在所有的心理治疗中，无论是不是分析性的，治疗师都会竖起耳朵，对准一个特定的方向去寻找线索，这个方向一般和治疗师首选的的理论框架有关。在这一点上，我没有什么不同。我也在倾听一些非常重要的部分，当我发现它们时，我就能做出一些干预，帮助前来求助的伴侣理解他们的困境。我在倾听时所关注的部分是双方在关系的界限内的自我功能。

本书首先且首要地指出了拥有自我同一性或主观体验的连续性有多重

要，这种同一性或连续性必然是超越关系并对关系有支持作用的。如果没有自我同一性或主观体验的连续性，没有其发展或持续，或者二者以任何方式终结了，那么亲密关系也就走到了尽头。拥有并保持自我意识和自我同一性，同时建立起一种对双方的自我都有支持作用的关系，是长期亲密伴侣的核心议题。

虽然自我的概念确实像心理学和精神分析所描述的那样复杂，有时也让人望而生畏，但是在本书的前两章，我提出了一个对自我的简短的解释，它适用于本书的理论，这就避免了因现存的定义和理论上的分歧导致的在理论理解上的困难。然而，在本书的第 6 章，我提出了"二元自我"这个概念，它可能是本书的独特之处。因为这个概念，作为治疗师的我不仅要倾听伴侣双方的自我功能，还要倾听他们的二元自我功能。"二元自我"是我发明的一个术语，是用来描述亨利·迪克斯关于夫妻接合人格这个概念的变体的。我将"二元自我"定义为两个个体共同的结构或共享的无意识空间，在这里，两个个体可以共同投射和变化，并容纳自我的各种特征，包括无意识的恐惧、愿望、需要、渴望，以及驱力状态，以上这些都源自个体早期的发展。

此外，这个结构还必须为两个个体提供支持和肯定，这部分是为了修复和弥补早年体验的匮乏。二元自我的重要性在于，对每一对前来寻求治疗的伴侣来说，它都在某种程度上出了问题。它不能再为自我提供支持，对伴侣一方或双方而言都是这样。我们的治疗任务是找出伴侣原来的二元自我是如何及为何不再发挥作用的，而我们的目的是恢复它的功能。

本书是为任何不单单想简单地了解亲密关系的无意识本质的人准备的。它适合任何心理健康专业人士，尤其是那些对关系、夫妻和家庭感兴趣并与之工作的人。本书将为读者提供一个指导方针，介绍我是如何应用二元自我这个概念与伴侣进行工作的。对个体治疗师和精神分析师来说，本书同样有用，理解伴侣模式的复杂性也将丰富他们的思维和工作方式，特别是在病人的亲密关系成为分析焦点的时候。最后，本书也适用于对深度心理学，尤其是对**客体关系理论**（object relations theory）、系统论，以及自体心理学的应用非常感兴趣的人，它可以帮助这些人理解亲密关系和浪漫关系。

我想邀请我所有的读者继续前行，去获得对人类亲密关系的错综复杂之处的更加清晰且深刻的体会。不管是专业人士还是心理学爱好者，在阅读本书的时候，我都希望你能对心理的内在运作，以及它如何与他人的心理进行联结这二者之间的交集有所了解，这个交集有时会形成一种持久的亲密关系和浪漫关系，尽管不幸的是，有时这种关系并不能成功。

目　录

第 1 章　　至关重要的平衡：存在与亲密　　1

第 2 章　　不完整的自我　　21

第 3 章　　你使我完整：解药般的依恋　　43

第 4 章　　婚姻与其他的亲密关系：心理、生物与社会的
　　　　　　交互作用　　69

第 5 章　　性在成人伴侣关系中的作用　　97

第 6 章　　伴侣动力组织中二元自我的向心性　　123

第 7 章　　背景、关系的维护和修复　　147

第 8 章　　当自我未能繁荣发展　　169

第 9 章　　内省和它的敌人　　197

第 10 章　治疗中应该考虑到的因素　　231

后记：治疗师的内在自我　　269

致谢　　273

参考文献　　275

第 1 章

至关重要的平衡：存在与亲密

马丁今年 45 岁，是一家公司的 CEO。他的妻子珍妮特今年 42 岁，是一名小学五年级老师。他们最近因珍妮特的职业发展问题而反复争吵，并因此预约了咨询。他们已经结婚 15 年了，并且对他们关系的大多数方面都相当满意。他们有两个孩子，为了教养他们闹腾且活跃的孩子，他们在各自的工作之间找到了一个双方都能够接受的平衡状态。珍妮特在工作之余创作了一些儿童读物。这些儿童读物在过去的一年里出版了，并在文学性上广受赞誉。

马丁和珍妮特来到咨询室时，马丁率先走了进来。显然，他不在意任何社交礼仪，不但不让珍妮特先进来，而且似乎毫不关心珍妮特或我坐在哪儿。事实上，马丁坐了我的位置，而几乎所有人都能够轻易地辨别出哪个是治疗师的座位。他在我和珍妮特进屋之前就坐了下来，舒舒服服地坐在了椅子上，就像坐在他的王位上一样。那看起来就像他在满怀期待地等着他的臣子找到他们应有的位置。我一闪念，也许手里拿着一柄权杖会让他感觉更舒服。

马丁中等身材，衣着考究，他穿着西装和白衬衫，系着一条雅致且保守的红蓝条纹领带。尽管他衣着光鲜，但举止似乎不合时宜，就好像他是在 60

年代末被培养成的参议院的候选人一样。他僵硬地坐在椅子上，鼻子微微抬起，仿佛闻到了一股恶臭。当他开始讲述他忙碌的生活和事业时，他的态度很严肃。他强调了自己公司的成功，虽然他没有明说，但他明确地暗示了是因为他，公司才得以成功。他提到他是在贫困的环境中长大的，父母在车祸中丧生后，他由叔叔婶婶抚养长大。他说他事业上的成功来之不易，在追求高等教育和成功的道路上，没有人支持他。他补充道，是他的斗争精神和果敢品质才让他得以进入企业界。这一点他并没有直接说出来，是我在私下里填补了空白。马丁似乎在说，他已经取得了这么大的成就，现在并不打算冒险失去它。然而这时，我还无法确定他如此害怕失去的是什么。

当马丁说话时，我沉浸于他低沉的声音和谨慎的措辞。我发现自己在想，他是在哪儿上的声乐课。虽然我没听珍妮特说上几句话，我却发现自己已经对她产生了同情，我心想，马丁如此的喋喋不休和传教士般的雄辩，一定会让她时常感觉不堪重负，甚至感觉受到威胁。但紧接着，我内心的反应为我提供了一条非常有用的临床线索。"有了如此的确定感，世界该是多么安全啊！"我想。

接着，马丁又反复讲述了他那忙碌的事业，同时强调了能够享有珍妮特的时间对他和孩子来说有多么重要。他们的两个十来岁的儿子过得还不错，但马丁担心珍妮特频繁的午餐会、与编辑的会面，以及花很多时间在各种与她的书有关的活动上，可能会使他所熟知的家庭生活模式无法持续下去。这时，我感觉有点堵得慌，于是我无奈地举起了左手，这是我会见伴侣或家庭时常用的手势 —— 一个我想说话或想让另一个人发言的信号。回想起来，我不清楚是否我在这里的举动象征性地表达了我想举起我自己的权杖来对抗马丁的王权的愿望。珍妮特不自在地瞥了马丁一眼，脸上流露出明显的迟疑。我很清楚，我的指示不足以让她自在地说话。她偷偷地将目光从马丁那儿移到我这里，然后又移了回去，这证明她在犹疑到底谁在这里更有权力。可以肯定的是，她怀疑那个人不是她自己，可能也不是我。她在开始说话前清了清嗓子。起初她的声音很轻，然后，她似乎勉强地调整了她的"音量旋钮"。她转向我，并告诉我她对这个问题的看法，此刻她显得更有活力。

在珍妮特开口的时候，我突然注意到咨询室里的紧张气氛加剧了。就在几分钟前，我的咨询室看起来还宽敞明亮，因为这里有很多窗户，通风也很好；现在它却像一个逼仄的橱柜，放不下我们几个人。尽管马丁抱着双臂靠坐在椅背上，但他却诡异地像一只鹰隼，随时准备扑向它的猎物。难怪所有东西都看起来又小又挤，我想。突然，我从我的幻梦中惊醒，意识到我就像珍妮特一样，正在等待着被猎食，可能下一刻我就要被制服了。然后，我向前坐了坐，右肩微微转向马丁，这在某种程度上是我计划好的，就好像我用我的身体化作一个屏障，来保护马丁潜在的猎物 —— 珍妮特。这时，马丁开始打断珍妮特的话，于是我说："让珍妮特说。"我的声音听起来就像用了一个调到了很大音量的麦克风。不管怎样，在这个充满意义的时刻，权力的天平似乎发生了变化，此前它可能是一边倒的，就像 CEO 在他的会议室主持会议一样。

当珍妮特终于开口说话时，我注意到她的声音和举止是温和而谦逊的（如果不是胆怯的话）。当我幻想马丁是王座上的国王，是即将扑向猎物的鹰隼，而珍妮特是他的臣子，是即将被猎食的小老鼠时，我很容易认定马丁是唯一的问题，但从临床上讲这是不正确的。这里有一对伴侣（我强调的是

"一对"，而不是其中一方），他们沿着支配与从属的维度发展了他们的关系。这种模式已经运作了许多年，而且根据他们的讲述，这种模式运作得相当良好。马丁显然是这段关系中处于支配地位的一方，但是珍妮特在扮演从属地位的角色上也具有同等的责任。

在回答关于如何平衡 CEO 的妻子、母亲和职业女性这几个角色的问题时，珍妮特表现出了更多的犹疑。她紧张地清了清嗓子，又偷偷地瞥了我和马丁一眼，仿佛在检查场地的安全程度。当我体验到她的不安时，我自己的紧张感也再一次加剧了。在得到允许的情况下，她能以一种坦率的方式说出那些在她维持婚姻和家庭生活现状的这些年里被隐藏的一面吗？还是说这里会存在某种形式的阻力？

珍妮特又开口了，但这一次当她说出接下来的话时，我感到如释重负："那很值得……不，我应该说很难。"接着她描述了他们疯狂的家庭生活。她的声音变得很高，言辞也变得更有感染力。她讲述了家庭生活的日常，包括孩子们的活动、管理共同储蓄、教育和家务的责任，以及她为马丁所做的各种杂务。我对她提供的细节印象深刻，仿佛她已经在这番讲述上排练了几周甚至几年。这时，她并没有退回到否认或其他防御姿态，而是坦率地说了出来。我开始担心，如果马丁将她的抨击当作对他权威的攻击的话，也许会有什么爆发出来。

我的紧张感再一次加剧了，但这次是因为不同的原因。CEO 马丁会如何体验这种他很少遇见的真实呢？我邀请珍妮特谈了谈她对平衡这么多角色的感受，我想为珍妮特能更坦率地探讨他们的婚姻危机提供一种安全感，于是我邀请珍妮特趁机揭示威胁他们关系的潜在问题。这些感受同时也包含了她的一个愿望——表达一个非常隐蔽但被否认的自我，一个在他们结婚多年来被双方共同创造的婚姻模式淹没的自我。

马丁的演讲已经给了我一种这样的印象：他的**同一性**（identity）是围绕着攻击性和胜任力发展起来的，同时伴随着一种确定感及想把别人控制在自己的影响范围之内的强烈倾向。请注意，我使用了"演讲"这个词。他在一开始就告诉我们，他的胜利之战来之不易。他还暗示道，如果他的世界没有在这些熟悉的控制之下，他的王国可能就会像纸牌屋一样崩塌。珍妮特的全新的成功代表了一种威胁，不仅是对他所熟悉的家庭生活和他的事业的威胁，也是对他的存在方式的威胁——从根本上讲，是对他的同一性或**自我意识**（sense of self）的威胁。要想了解眼前的问题，一个最具启发性的线索就是珍妮特起初说话时的犹疑。它告诉了我们一些关于她的重要信息，也揭示了一些关于他们关系的基本动力。

珍妮特想被听见的内心冲动，加上马丁强势地表现出的夸张的支配地位，表明了夫妻之间的一种交互作用。在其中，马丁扮演了一个有能力的、侵略性的上位者，而珍妮特成了一个被施舍的伴侣，从属于这个忙碌的、有能力的专家。迄今为止，一切都还好，只要它对个人和家庭生活都有用。但是，当"舞步"发生变化时，无论是由于日常生活中偶然的情况，还是由于伴侣中的一方提出抗议，或者仅仅是坚持增强和锻炼自我，又或是以其他方式引发自我的改变，会发生什么呢？也许麻烦就该来了。马丁和珍妮特就是这样。

珍妮特并非在老师、妻子和母亲的角色中感到不满足。事实上，她感到相当满足。她只是因为在写作和插画方面的天赋受到了朋友们的鼓励，才考虑成为一名儿童读物的作家。她决定试一试。很快她就发现，以作家的身份来表达自己，代表了一个新的声音和一种自己从前不知道的存在感。最初，当我用手势示意她说话时，她清了清嗓子，这象征性地体现了她的冲突："我应不应该用我的声音？"拥有或建立一个独立的自我、一种不会威胁到另一个人（她的丈夫）的自我意识，这样可以吗？

马丁的表现表明了答案可能是不可以。对马丁来说，他的存在感是建立在支配和控制的基础上的，其中包括凌驾于他人之上的优越感。然而，并不是只有马丁一个人决定了珍妮特是否能够实现或增强她的自我，珍妮特也是这一伴侣场域的积极参与者。在这一场域中，两个人共同创造了一种二元关系 —— 一种将继续执行各种功能与角色，以维持家庭生活的二元关系。在创造这种存在的过程中，马丁和珍妮特不可避免地步入了一段共同的旅程，在此，相互影响和不断的调整是必然的。有时，这种影响会在他们的意识范围内，但大多数情况下会发生在无意识的层面。

本书是一本关于关系的书，也是一本关于如何处理关系的书。同时，它还涉及如何在拥有和维持亲密关系的同时，保有和实现自我感与个性的复杂问题。我以马丁和珍妮特最初咨询的片段开始这一章，是为了介绍我由病人的启发而得来的观点，他们都在努力实现这个至关重要的平衡 —— 一种**存在**（being）的状态 —— 即在维持一段令人满意的亲密关系的同时，拥有相当稳固且连贯的自我意识。

在西方文化中，最常见的忠诚的关系就是婚姻关系，但是我将在本书中讨论的心理过程适用于任何长期的亲密关系。一般来说，我讲的都是两个人，不管出于什么原因，他们已经把自己定义为伴侣，并且已经度过了求爱阶段。无论这段关系是否涉及性，他们都将体验到对对方的情感投入。如果这两个人在一段时间内一直保持着浪漫关系，如果他们已经认定彼此是伴侣，那么这段关系中很可能已经加入了性。如果没有，那么很可能存在一些道德或宗教上的禁止性行为的规定，或者性的缺失代表了一种对关系身体方面的压抑。有或没有实际的性行为或身体上的亲密行为，情侣关系甚至是婚姻关系都可以存在。我将在本书中描述的一些原则可能也适用于友谊，但友谊的动力不同于那些既亲密又忠诚的关系。

尽管在读者的心目中，理想的伴侣、婚姻或浪漫关系之间可能会存在一些差异，但我在开始写本书时，会假设读者对"伴侣"的定义至少有一些共性。因为我的很多读者可能都刚刚结婚、已经结婚，或者即将结婚，所以我得说，尽管有时我会提到婚姻状态，但这可能并不能代表任何一个读者的实际状况。此外，有一些伴侣，已婚的或未婚的，可能并没有住在一起，但因为他们至少具有本书中所描述的一些特征和动力，所以可能仍然代表一对伴侣。因此，在整本书中，我将交替使用婚姻、伴侣、伙伴关系和人际关系这些词语。

最后，我在本书中提到的原则并不只适用于异性伴侣。我所讨论的机制和动力是超越性别的，它们也适用于同性恋关系，尽管我们会发现，有一些适用于同性伴侣的特殊考量必须在治疗过程中被处理。伴侣的形式、依恋和关系发展问题的心理过程适用于同性伴侣与异性伴侣、已婚或未婚的伴侣，以及同居或分居的伴侣。

读者可能仍然会问，那么自我和我所描述的主题有什么关系呢？此外，它与婚姻和关系有何联系呢？在下一节，我将定义几个术语，同时对将为回答这些问题提供框架的理论做一个简短的叙述。

拥有自我意味着什么

作家、哲学家和理论家提供了许多关于"自我"的定义，从**存在主义**（existentialism）到更现代的精神分析理论，如**自体心理学**（self psychology）和**人际精神分析**（interpersonal psychoanalysis），跨越了哲学和心理学的各个流派。我们的宗旨是，当一个人能够体验到自己的独立性与独特性的清晰和一致，同时也有能力按照诸如理想、需要、愿望和信念在内的主观体验行事时，他就存在一种主观的自我意识。

我使用"婚姻中的自我"作为本书的标题，是为了显示在婚姻关系及其他形式的亲密关系中，个体保持自我整合和自我意识的基本重要性。在保持亲密关系的满足感与满意感的同时保有自我，首先需要关系中的两个人都把自己定义为对方的伴侣。在许多情况下，这种关系就是婚姻。为了建立一种相互满足的关系，双方还必须保持并接受彼此作为个体的自我意识。

但是，作为一个人意味着什么呢？这是一个关于同一性的问题。要成为并做好一对相互满足的、满意的、亲密的伴侣一方，无论双方是未婚还是已婚，这个人必须保持一种对自己的合理且一致的主观感觉。如何拥有一段关系，以及如何接受自己的同一性和自我意识，是一项非常重要但有时很难完成的任务。

由于亲密关系中的亲密属性，并且由于两个人生活在一起，同时建立某种家庭生活的模式，他们之间的相互影响将会一直持续下去。因此，双方通常都会经历态度、信念和自我的其他品质的变化。这种相互影响和变化，将远远不止于伴侣双方就如何共用浴室、如何挤牙膏，以及谁去幼儿园接孩子进行协商和谈判。在下一章，我将描述这些心理过程是如何发生的，以及它们最终是如何影响并改变自我和他人的特征的。同时，我将展示随着角色的建立和关系的形成，微妙甚至戏剧性的改变是如何发生的。

维持自我同一性并不等同于在自己的观点、立场或思想上保持刻板或固执。事实上，"存在"或拥有清晰的自我意识和同一性，意味着一个人在个人风格与性格上具有极佳的灵活性。如果个体具有适当且一致的自我意识，那么他就会对来自外界的信息和反馈进行思考。但是，保持主观的自我感和自我同一性，意味着即使面对他人的影响，并且不管他人的想法是否会促成他的立场或态度的改变，这个人也能够保持他的独特性和自我意识。一个拥有自我意识的人可能会在某一时刻保持立场不变，但会在另一时刻允许自己在态度上受到影响，允许自己在信仰上妥协或改变。关键不在于个体的外在行为表现出什么，而在于当遇到来自他人（包括亲密伴侣）的各种影响和冲击时，个体所感受到的主观体验和自我同一性。

总之，拥有自我意识的个体并不是僵化的、顽固的或固执的，他们在关系中或在信念上也并不优柔寡断。有许多这样的个体，在几乎有关任何事情的讨论中，都表现得非常坚定且令人信服。这样的个体身上可能会散发出某种确定感、坦率和毋庸置疑的气息。但在某些情况下，一种坚实的自我意识可能会表现为对外部刺激的冲击的防御。虽然我对马丁和珍妮特的咨询还处于早期阶段，我还不能确定什么，但是我假设马丁是这样一个人 —— 表面坚定而刚强，内心却对珍妮特的改变与成功充满恐惧，因为那会侵蚀他的存在感。马丁坚定且富有确定感的言行很可能代表了一种为了保护脆弱的**自我结构**（self-structure）所进行的防御。任何不确定的东西都代表着危险，如果珍妮特已然萌芽的自主性在关系中得以表达，那么他的存在感很可能会崩塌。

非存在的变幻莫测：玛丽莲的案例

自我和伴侣关系之间的斗争可以以许多方式表现出来。不仅是在伴侣身上，在前来寻求治疗的个体身上也经常会表现出同样的问题。许多病人会在第一次会谈中讲到，他们不确定抑郁或其他症状发作或出现的环境。病人可能会提供关于关系问题的模糊暗示，但在最初的咨询中，对伴侣的集中抱怨并不明显。即使直接被问及婚姻，病人的反应也可能是她很满意，甚至是很幸福。相反，病人可能会描述一种心神不宁的感觉，以及对自己、对生活和对周围环境的普遍不满。病人可能会聚焦于模糊地描述身体症状，但在临床上并未诊断出问题。尽管如此，病人还是会感到痛苦、不舒服和不快乐。

玛丽莲就是这样一个病人 —— 抑郁且不开心，但她一开始无法直接谈论她对伴侣关系的担忧。她打电话到我的办公室预约，然后又取消了，几周后又打电话来重新预约。她的第二通电话提供了一个非常有价值的开场白，包含了关于她的情况的重要诊断线索。玛丽莲忘了在我的语音信箱里留下她的电话号码，但她表现出了一种强烈的紧迫感，希望我能尽快联系她。在她的信息中，她提醒我几周前她已经和我约好了，但是因为她"生病了，伴随着剧烈的疼痛，并且最近住院了"，所以她不得不取消会谈。现在，她说她的情绪状况恶化了，她需要尽快见我。我查了我的预约簿，想从她之前的预约中找到她的电话号码。我找到了那个电话号码，并拨了出去。她没有接通电话。然后我打电话给查号台，但没什么用。在这一点上我什么都做不了，只能等着她的下一次来电。我思忖道，因为没有留下电话号码，加上先前取消的会谈，玛丽莲对来寻求治疗很可能是非常担忧的。

对治疗的担忧可能会有多种表现形式。其中一种情况是，人们可能会表现出对寻求帮助的渴望。病人可能实际上预约了会谈，但接下来会有一些妨碍咨询的事情发生。对此，经验丰富的治疗师总是会考虑到一种可能性，即病人对寻求心理帮助或开始改变自己持矛盾态度。同时，病人对帮助的渴望，以及自己的心理变化和成长的可能性，也可能是改变的阻碍；要做到这一点，一个人必须准备好审视自我，并考虑自己在困境中该负什么责任，无论这些问题是以明显的情绪症状还是以人际或伴侣之间的斗争的形式表现出来的。审视自我几乎总是痛苦的，有时甚至会威胁一个人的人际网络、家庭系统或亲密关系。由于这种潜在的威胁，亲密关系中的问题有时会通过身体症状表现出来，这保护了个体及亲密关系，使伴侣间的问题不会被意识到或不必被直接解决。然而，这一妥协所付出的代价往往是巨大的。

个体将情绪问题投射到自己的身上或伴侣身上，可能代表个体或伴侣间的问题，同时也代表一种对自己的内部冲突和个人责任的阻抗。虽然一个人可能会在内心感到痛苦，但他也会抗拒治疗 —— 要么通过对治疗表示担忧，就像玛丽莲一样，要么通过更微妙的方式，在自主权方面进行斗争，就像马丁和珍妮特那样。

两天后，玛丽莲再次打给我。这一次她留下了一个工作用的手机号码，声音听起来也没有那么急切了。在她的留言中，她再次提到自己生病了。她对可能错过了我的电话表示担忧，因为她因头痛而卧床不起，所以如果我打电话给她，她可能会接不到。我发现她留的信息很有趣。语音留言是非常常见的，如果我给她回了电话，她不会收到留言吗？我当时在想，玛丽莲是否在某种程度上已经意识到我无法接近她，于是她无意识地安排了一个无法和我接触的困境。很有可能，玛丽莲对咨询的渴望及随之而来的对帮助的渴望在这一刻压倒了她对寻求帮助的不安。

当我给玛丽莲回电话时，一个讲话温和的女人接了电话。在我确认了自己的身份后，她感谢我给她回了电话，并对她很难被联系到感到抱歉。我很惊讶，因为在某种程度上，她知道自己很难被联系到，而她却为自己造成这种困难感到抱歉。她不知道我曾试图给她回电话，但她可能在某种程度上知道，她并没有向我提供能够让我联系到她的信息。

接着，玛丽莲告诉我，她想约见我，但她对此表示担忧，因为在接下来的几周里她安排了许多医学检查。再一次，她在预约咨询的同时，给了自己一个需要"外出"的理由。她很快补充道，她在疼痛治疗中心的医生建议她和我预约。在过去的一年里，她的头痛变得更严重了，她一直接受的注射治疗也无济于事。接着她说，她的医生建议，心理治疗对各种疼痛障碍往往会有用，心理学家是她应该联系的专家。

突然，玛丽莲脱口而出，她有很多时间来见我，但她预计我很忙，所以她会对我能给她的任何会面时间表示感谢。我立即注意到我们不到 2 分钟的谈话里的矛盾所在。玛丽莲刚刚告诉我，她不确定自己是否有时间来见我，但又表示自己愿意接受我能给她的任何咨询时间。在不了解她的情况下，我无法确定她的恐惧和焦虑的具体性质，但我已经收集了一些对这个女人的印象，以及她是如何协调她的世界和她的关系的。我发现自己想要了解头痛在她的生活中扮演的角色，以及她可能会为维持她的疼痛障碍而付出的巨大代价。

我和玛丽莲约好了第二个星期见面。疼痛治疗中心离我这里只有 15 分钟的路程，她认为当天早上打完针她就可以开车过来，虽然她觉得自己可能会迟到几分钟。玛丽莲比预约的时间早到了 25 分钟。她没有像她担心的那样迟到，而是明显地早到了。

我领着玛丽莲来到我的咨询室，她紧张地环顾着房间。由于她明显的焦虑状态，我比平时更快地用手示意她可以坐在哪里。她似乎松了口气，这暗示了我，她是一个在面对新的、不确定的情况时可能会情绪瘫痪的女人。

玛丽莲看上去有点像一只小精灵。她是一个 40 多岁的女人，她的打扮和她偏瘦的体格让她看起来很年轻，她在等我给她做咨询时看起来有些不安。我突然想到，她孩子气的外表，加上她谦逊的态度，可能会使她很难被亲近她的人"听到"或被认真对待。当我邀请她告诉我为什么来见我时，我做好了会更少地听到她的情感生活，而更多地听到她的医学问题的准备。我的预期是以我们最初的电话联系、我对她如何被转介来的认识，以及我在与因为躯体问题而被转介来的病人一起工作的大量经验得来的。但让我感到惊讶的事情发生了。

当玛丽莲开始说话时，她的胆怯似乎消失了。她突然变得能够被听到了。她的表现似乎也发生了变化，因为我注意到，当她描述自己的经历时，她的措辞精准而优雅。她在电话里的表现和她不协调的、口头语式的开场白之间存在显著的差异。值得注意的是，她没有提到她的疾病史或头痛。相反，她说近几年来她一直很抑郁，有时会感到绝望，甚至考虑过自杀。接着她告诉我，为了照顾她的母亲，她选择退出护理行业。她的母亲正处在阿尔茨海默病的晚期。她讲述了自己在对母亲波动起伏的精神状态做出恰当的反应方面存在困难，母亲有时会在退缩、攻击及言语施虐之间迅速转换。

玛丽莲接着说，她的两个孩子都离家上大学去了，她的丈夫对她的困境有支持性的作用，但作为一名辩护律师，他非常忙碌。她说，中断她成功的护理生涯对她来说是非常困难的。就在辞职前，她被提拔到了一个相当受尊重的部门主任的职位，并且能成为大学医学院护理系的下一任管理者。

玛丽莲的丈夫约翰曾坚定地鼓励她辞职，因为他觉得她在工作的同时无法充分地处理她母亲的事务。那包括管理一大笔钱，而在未来，这笔钱将是他们的，因为玛丽莲是她母亲的唯一财产继承人。在这里，我问玛丽莲，辞职是不是她想要的。她停顿了很长一段时间，然后似乎打破了她原本清晰的陈述，取而代之的是一个冗长而复杂的回应，这让我觉得模糊不清且难以捉摸。我突然发现，我不知道她的回答是肯定的还是否定的。

玛丽莲再次陷入了一种不确定的状态，甚至连我都感到困惑。更重要的是，我认为这表明了她很难澄清她在这一问题上的立场。从表面上看，这似乎是一个非常简单的问题，即约翰想让她辞职的愿望是否也是她自己想要的。我想知道，如果没有丈夫的劝说，她是否会独自做出这一改变生活的重要举动。我想知道，这是她的选择吗？她的回应似乎是在回答我的问题，但她的含糊其辞使我推测，她的意志和自我意识很可能被忽略了，而这满足了她的丈夫，也可能是她母亲的需要。

在初始访谈的几分钟时间里，我已经看到了我所认为的最关键的部分，这个部分也是在婚姻关系或其他伴侣关系中的人的潜在冲突。虽然玛丽莲还没有意识到她的挣扎，但已经有迹象表明了这一点。她的抑郁和头痛是她坚持自己的信念和自我意识与为和她亲近的人承担责任之间的冲突的临床表现。这些压力看起来是由她的丈夫和她生病的母亲施加的。请注意，我说的是"看起来"。

罪责错觉

从表面上看，玛丽莲似乎并没有因为她辞职的决定而责怪约翰或她的母亲。许多病人会暗示或直接表示，是丈夫、妻子或母亲制造了压力，迫使病人做出选择，如果没有这些影响的话，他们可能不会选择这种方式。在通常情况下，病人可能会在咨询时间内将注意力都放在苛责他人上，这些人将为病人的选择及病人难以承受的困境负责。这甚至可能会成为治疗的主要内容，并在几周或几个月的时间里成为治疗的焦点，就好像心理治疗是一个为了对配偶、父母、老板，或者病人心中任何其他重要的人物提起诉讼的法庭。

在我对受训中的治疗师和精神分析师的教学和督导中，我注意到，当治疗以这种方式展开时，它有时会绕过病人对自我的探索和洞察，以及他们对呈现困境的贡献，这可能会增加病人做出改变生活的决定时的风险，进而产生灾难性的后果。在这种情况下，许多仓促的离婚和毁灭性的外遇会发生。如果病人或伴侣以一种治疗性的自我探索的方式来理解他们的困境，这种风险就可以被避免。

治疗师可能也会潜在地或无意识地促成病人的信念或认知，即在病人目前面临的困境中，真正有错的是他们的伴侣。有时，病人在抱怨时会表现得言之凿凿，而治疗师会以共情或理解的名头，无意识地与病人达成共谋，认为病人困境的根源在他的伴侣（即使治疗师不明说）。对治疗师来说，倾听病人花无数个小时抱怨重要他人是困境的根源，这种情况并不少见。在某种程度上，治疗师共情式的关注、从不怀疑的态度，以及对关系的主体间性的固有信念，使治疗在呈现出显著的支持性的同时，增加了不能完全定位病人在关系的困境中所扮演的角色的风险。

这并不是一种批评，也不是对治疗的支持性作用的重要性的贬低。所有的心理治疗，从治疗开始到治疗结束，都必须有基本的支持性，因为如果没有支持，病人就无法成长。然而，在没有自我反思的情况下指责别人，往往意味着一种防御性的掩饰，即病人为了避免更痛苦地意识到他们的症状及不满从根本上讲是由他们自己决定的。的确，病人的伴侣或除伴侣以外的生命中的重要他人在其中起了作用。但是，指责与外化的防御掩盖了病人的意识，即他可以选择以其他方式做出回应和行动。从这个意义上讲，如果治疗师与病人达成共谋，或者公然认同病人的伴侣要为病人的困境负责，治疗就更有可能摇摇欲坠。我将这种临床表现命名为**罪责错觉**（illusion of culpability）。

起初，玛丽莲并没有公然地把责任推给她的丈夫或母亲。她很难轻易回答我的问题，即如果没有约翰的影响，她是否会结束自己的事业。正是在这里，我认为有些问题很可能是玛丽莲没有意识到的。我邀请玛丽莲告诉我更多关于她与她的丈夫和母亲的关系。我想了解更多关于她是如何及为何决定结束她的职业生涯的 —— 后来我开始理解，这个决定是她生活中的众多被她那过度需要他人认可的心理所驱动的决定之一，从她与母亲的关系开始，一直延续到她的婚姻。重要的是，玛丽莲和我都需要更清晰地理解到，当她害怕失去来自亲近的人的认可时，她将很轻易失去她的自我感与自我意识。

玛丽莲是独生女。因为家庭的富裕，她过着有一些特权的生活。她的父亲获得了一大笔遗产，尽管那只是所有遗产的一部分。在继承遗产后，他成立了自己的公司，这使他的财产大大增加了。玛丽莲的父母都长期在公司工作。玛丽莲是在她的父母结婚10年后出生的。父母认为她的出生是个"意外"，而这在家庭中并不是什么秘密。她的父母都不想要孩子。接着，玛丽莲告诉我，她在童年时最多的感觉是孤独。她回忆道，在一天快要结束的时候，母亲才会从办公室回到家，而那时她已经放学回家好几个小时了。她说，母亲几乎总是在生气，而她要保持安静和乖巧，这样她就不会烦扰到这个已经很有压力的女人，与此同时，她还要寻找一些方法来帮助和体恤母亲。

当玛丽莲告诉我她是如何以殷勤的态度来适应她的母亲时，我想到了她在预约咨询时的犹疑。我想到之前我对玛丽莲的第一印象是她像一只小精灵：一方面，她似乎在躲着我；另一方面，她表现出来的能言善辩和她的外在风格，吸引了我的注意。到目前为止，她甚至没有提到过她的头痛，只是顺便提及了她是从疼痛治疗中心那边过来的。这时我假设她的疼痛问题可能是一种贫瘠的自我意识的表现。如果她保持被动，不去发挥自己的能动性，那么她就可以确定，她不是一个麻烦，不管是对我而言，还是对她的母亲和丈夫而言。

　　突然，玛丽莲的视线垂了下去。她沉默了好几分钟，眼泪顺着脸颊滑落下来。我注意到了她痛苦且扭曲的面部表情，这意味着她可能在挣扎是否要坦率地表达自己的感受。接着，她表现出了与之前的犹疑完全不同的兴奋，她突然愤怒地脱口而出，是她的丈夫希望她辞去工作来照顾她的母亲。约翰深信，如果她不承担起照顾母亲的责任，母亲的财产可能就会被转移到母亲近年来谈论的各种慈善捐赠基金中。

　　约翰坚定不移地认为，如果玛丽莲能照顾她年迈的母亲，他的未来和命运可能会更好。然而，这仅仅是约翰的想法和愿望，而不是命令。是玛丽莲自己最终选择辞职并去照顾母亲的。当玛丽莲确信是她的丈夫造成了这种困境时，她就能够避免看到自己在这个选择中所扮演的角色——一个极大地改变了她的生活的角色。在这里，玛丽莲陷入了一种罪责错觉。

　　是什么让玛丽莲在放弃事业的同时，将自己的决定归咎于丈夫呢？在这个部分，我很怀疑约翰是否真的有力量、有说服力、有威胁性。难道是玛丽莲对不同意他的观点可能会造成的后果做出了毫无根据的假设吗？更复杂的是，我还想知道，玛丽莲将自己的决定归咎于约翰，是否代表了这是她自己愿望的投射，将它变成约翰的需要，而不是她自己的需要。最后，玛丽莲与母亲（早年和如今）的关系，是否为她那关于结束职业生涯以便照顾母亲的冲突奠定了基础呢？这些问题只是在玛丽莲展开她的故事时，浮现在我脑海中的诸多假设的一部分。

　　简而言之，在成年夫妇和伴侣的生活中，斗争无处不在：如何在做自己的同时进入一段亲密且持久的关系。我说的做自己指的是，一个个体能够维持自主感，而不会有放弃自我意识的倾向，不管是妥协还是在心理上与伴侣融合。通过展示治疗设置，以及马丁、珍妮特、玛丽莲和我的其他病人的生活，我将说明关于争取自我和分离的基本斗争是如何沿着从亲近、亲密、间歇性融合到自主的连续体运作的，特别是在婚姻关系和其他形式的亲密关系中。这种"做自己"和"做一对伴侣"之间的辩证关系贯穿于他们的一生。当它在婚姻中得到良好的平衡时，它将为伴侣提供最大限度的满足感，同时丰富双方的自我，充实伴侣的亲密生活和更大的、包括子女和后代家族的生活。

第 2 章

不完整的自我

行为科学从传统意义上告诉我们，心智和自我都是封闭的系统。这里的核心论点是，每个人出生时都带有遗传物质，孩子将一直受到父母的影响，直到其成长为一个成年人，而这个时间或多或少有20年。这种传统范式假设，在这个时候年轻人已经有了自己的心智，无论其是好是坏，基本上都是完整的。除非发生了一些影响他存在的事情，如他接受了密集的心理治疗，或者经历了重大的生活事件或灾难性事件，否则他不会有显著的改变。

随着当代心理学和精神分析理论的发展，以及研究者对神经科学和人类发展学的研究，我们现在知道，当童年结束时，心智还并不是一个完全体。客体关系理论、自体心理学、**主体间性理论**（intersubjectivity theory）和家庭系统论（所有精神分析的延伸）告诉我们，先天气质和行为、感觉、认知和体验世界的倾向，虽然是在童年时期形成的，但它们在整个生命周期内都保有可塑性，并且能够因各种环境和关系的影响而改变。此外，目前的神经科学研究也证实了大脑能够在个体的整个发育过程中发生结构上的变化。尽管在青春期末期和成年初期，个体确实形成了某种形式的自我，但它仍然是可塑的，能够在整个生命周期内得到改变和修正（Kandel，2005；Siegel，

1999；Solms & Turnbull，2002）。

作为人类，我们不仅有能力改变，也在寻求改变。在探索世界的同时，我们也在寻找新奇的东西。我们会被电视上的信息吸引，被杂志和书籍中暗示的机遇吸引。我们会拥抱新技术，期待下一个假期，计划去一个没去过的地方。我们期待改造现有的房屋，买新车，改变发型和穿着。我们接受高等教育，学习新的技能，在取得学位后继续深造，或者学习新的技术。我们的消费习惯表明，我们所购买或希望拥有的东西几乎总是为了改变或提升自我，关于我们拥有什么、我们是什么，以及我们如何体验自己。

对关系的探索和发展也以类似的方式进行着。我们确实在寻求朋友、同伴、爱人和配偶，为了与孤独抗衡，为了依恋、性和繁衍。有大量文献从不同的角度探讨了这些问题的心理过程（Collins，Guichard，Ford，& Feeney，2006；Hazan，Campa，& Gur-Yaish，2006；Mikulincer，2006）。但是，本章的主题是，我们为什么选择了我们的伴侣而不是其他人。在这里，我们将讨论依恋现象，更具体地说，是**吸引**（attraction）的本质，它可以作为一种途径，帮助我们理解建立长期的亲密关系所涉及的心理过程。

吸引作为一个心理学概念是复杂且多面的。它可以指身体或身体各部分的吸引，包括任何一个人是如何感知另一个人的体型、头发、眼睛、嘴巴和面部特征的对称性的。它也包括一个人是如何表现自己的，如他说话的方式、音调、体味、他与其性别特征的一致性，以及许多其他的特征。然而，在理解形成伴侣关系的心理时，我们所考虑的必须超越身体的吸引力，因为每个人都可能会遇到大量的具有身体吸引力的人，但是其中可能只有一两个才会被这个人认为具有成为伴侣的潜质。

　　个体会被哪些人际间因素吸引，在很大程度上取决于这个人在自我中是如何感知伴侣的品质的。这就好像一个人在遇到另一个人时问自己："她适合我吗，如果她了解我是谁、我想成为什么样的人，或者我希望别人如何看待我？"这种感知过程大多发生在潜意识或无意识水平。而在理解关系是如何变得浪漫、然后亲密、最后永恒的这件事情上，人际间的和无意识的吸引正是其基础。当身体的吸引力与人际间的吸引力交汇在一起时，我们就能大致描绘出那个关键的时刻，以及我们所说的坠入爱河的现象。

想被改变的愿望

　　伴侣的选择不能被简化为一种或两种心理结构。要建立亲密关系，两个人之间必须有浪漫、某种身体上的**匹配性**（compatibility）、友谊和在多个维度上的**交互影响**（mutuality）。在这里，我们将详细阐述匹配性和交互影响等难以捉摸的概念。在建立一个可能会走向婚姻或其他形式的长期亲密关系时，首先必须有一系列的人际接触，在这一过程中，两个人都能体验到自我相对于对方的自我而言的各种品质。简单来说，这涉及以一种不仅仅是表面的方式去认识这个人。

　　虽然这其中有些是有意识地发生的，但同时会有一个无意识的评估过程持续运作，两个人都在持续监测和体验自我的各个方面在多大程度上与对方契合。这是一个过程，自我关注着对方，在感知的同时也在评估着对方的品质、性格、优势、缺点等，以确定它们能否补足自我的特质。我在这里的观点是，在双方决定是否建立亲密关系（并且可能是长久的关系）之前，这个探索、观测和评估的过程就已经发生了。当关系被建立起来时，个体往往会因体验到与对方足够的相似而感到安全，并因感知到与对方足够的不同而产生好奇和兴奋。

随着关系的深入和日益紧密，以及有时随之而来的长期关系，双方现在都有机会以各种方式去体验自我的修正 —— 所有这些都是关系的主体间环境变化的作用：一个自我面对着另一个自我。由于被对方的不同所吸引和刺激，人们会希望甚至渴望不断体验这种变化；而不断亲密的交缠，会使人产生一种现在（自我）已经改变了的主观感觉。不断体验这种修正的渴望，被感知为一种完整的感觉，起到了推动维持与伴侣亲近和亲密的作用。最终，这个过程构成了**成人依恋**（adult attachment）的基础。

正是在这种联结和关系持续的过程中，两个人将会改变 —— 有时是逐渐地，有时是难以言喻地，有时是不知不觉地，有时是显著地 —— 甚至在那些远远观察这两个人的人眼中也是如此。这种现象并不少见。例如，大学里的男生们在观察乔时会说，自从他娶了苏茜后，他似乎就变了。这些观察和评价往往是调侃的和戏谑的，掩盖了人们对爱和亲密关系所具有的能够导致自我修正的品质的认识和嫉妒。尽管进化的动机包含性、繁衍，以及家庭的形成，但是自我的修正逐渐成为婚姻甚至其他形式的亲密关系的基本特征和根本目的。

在另一个人身上寻找自我

在关系的求爱阶段，对另一个人的认知 – 情感的观测和检验过程，在某种程度上是由自我对自己是谁的认知驱动的，包括自己的优势、局限和缺点。自我认知涵盖了与他人相处经验的内在模型，它们在整个（人格）发展过程中已经出现，并在此时被建构成一个在性格、典型的防御模式、情感调控与依恋类型上具有微小差异的人格。而且，由于对归属的内在需要，个体会寻找另一个人，这个人具有能够补足或替代个体经验中缺失、需要和渴望的东西的特质。

我们不能假定如果一个人体验到自己的不足，就能有意识地反思自己或具有内省的能力。事实上，在求爱的过程中，人们很少会有意识地从内在的不足或互补的需要的角度来体验另一个人对自己的吸引。例如，一个人不会对自己说，"我有时会感觉社交困难，所以我因为她的合群而渴望体验和拥有她"，或者"这辈子我一直都只因为美貌而被赞美，但这个人欣赏我的才华"。

与之相反，一个有时在另一个人身上感知到的是对方被赞颂的品质或特别能够吸引他的特征。这可能会让对方有一种被算计的感觉，认为你和她在一起仅仅是因为感觉特别舒服，或者她身上有一些和你不同且有趣的地方。但是，（在吸引的过程中）几乎总是存在这样一种主观的感觉，即这个"她"与我之前遇到的所有别人都不同，她是独一无二的。

在别人身上寻找自我可能代表一种进化现象，就像性冲动是繁殖的先决条件一样，或者像约翰·鲍尔比（John Bowlby）所证明的依恋现象是天生的、固有的，是为关系的建构与人类的生存服务的一样（Bowlby，1980，1982）。此外，它在本质上是一个**认知－情感过程**（cognitive-emotional process），由于我们相对复杂的神经结构，它对人类的影响要比对低等动物的影响大得多。低等动物选择伴侣是基于荷尔蒙和生物学因素，这些因素驱动着性的接受性和生殖能力，而人类由于大脑和思维能力的复杂性，在选择长期伴侣时明显依赖于认知－情感因素；繁殖和欲望的满足反而没那么重要。

匹配与不匹配

在他人身上体验自我始于求爱阶段，并在此阶段和整个关系历程中持续进行。两个人会不断评估对方的外貌、性格和品质，同时无意识地评估这些特征是否与自己的各个方面相匹配。众所周知的格言"异性相吸"——一个人会选择具有相反特质的伴侣——是有一些道理的，虽然它实际上过分简化了两个人是如何发生联系并做出匹配或不匹配的最终决定的。亨利·迪克斯首先简单地描述了两个人的无意识过程在找寻和找回缺失的自我部分时是如何交织的。虽然他的研究大部分都基于他在塔维斯托克研究所对有问题的婚姻的处理，并且这些研究现在已经过时了，但他的工作在理解人际间吸引的动力及婚姻系统的崩溃上仍具有广泛的适用性（Dicks，1993）。

一个延伸了迪克斯的研究且对这个过程的更现代的理解是，每个人都在他人身上找寻自我的某个方面，这为弥补自我感知不足提供了可能性和希望。这个观点假设，在与他人结合时，个体对互补性的寻找并不是基于**精神病理学**（psychopathology）的，而更可能是基于个体对成为一个完整的人的渴望。

对我们所有人来说，不足都是不可避免的，无论一个人在意识层面看起来或被感觉到多么自信、多么有能力，或者在情感上多么健康。观测的过程可能是这样的，个体会在伴侣身上寻找一种他需要或渴望的品质，一种能够弥补自我的某些不足的品质。此外，一个人渴望的特征并不一定是他的自我中完全缺少的；相反，它可能代表了出于各种原因被压抑了的自我的一部分。而通过与伴侣的亲密联结，它将有可能得到解放。

通过内摄性认同与投射性认同，我们人类，尤其是处在亲密关系中的伴侣在无意识水平感受到了另一个人的心理状态，接着，自我的品质被交换、被感知，并且在理想情况下被对方容纳。伴侣对彼此所投射的内容的接纳，为自我转变的体验，以及建立和维持亲密关系或婚姻提供了基础。迪克斯强调在他人的自我中寻找自我缺失的部分，而我强调伴侣接纳对方所投射的自我部分的意愿和能力，并为对方修正自我提供的必不可少的支持。

虽然有些人可能会在提供了补偿的可能性的伴侣身上发现自我被压抑的部分，但有些人寻找伴侣可能是为了获得镜映、理想化或孪生功能以支持自我中脆弱的或自恋受损的部分（Kohut，1971，1977；Shaddock，2000；我将在第7章解释这些概念，因为它们适用于伴侣关系）。借用自体心理学的概念，我们正在考虑那些夸大自体被压抑的个体，他们在寻找一个确定的他人来鼓励他们表达并提高他们的稳定性。

在这里，充足的**自体客体**（selfobject）功能为建立长期关系提供了条件，并且常常是伴随着爱的体验的理想化的基础。对一些伴侣来说，他们不会观察到彼此有什么明显互补的特点，但是他们会表现得相似或有类似的特征。或许他们有相似的成长经历、原生家庭结构，或者共同的创伤史。这些共同点似乎为两个人提供了安全感，如果没有这种安全感，双方都会觉得自己并不完整。在这里，伴侣关系为双方提供了战胜创伤的希望。

总而言之，个体会在潜在的伴侣身上无意识地发现其自我中缺失的部分，一个被压抑或被体验为匮乏、需要或渴望的部分。它不仅被体验为对自我的渴望和增强，还被认为能够通过建立亲密关系来实现，通过这种亲密关系，人们可能会希望体验到更完整、更连贯的修正的自我。如果两个人在这一过程中达成一种舒适的交互影响，维持亲密关系的可能性就会增加。而如果双方不能维持这种平衡的互惠，这段关系就有可能出现问题，或者干脆就结束了。

马丁和珍妮特

马丁和珍妮特的第一次相遇是在参加大学毕业典礼的时候，那天是他们从美国中西部的一所大学毕业的日子。马丁和珍妮特都位于队伍的前端，因为那些成绩优异的毕业生被要求聚集在一起。为了努力找到自己的位置，他们跌跌撞撞地碰到了对方，并互相询问该在哪里进入队伍。他们嘲笑对方对已经向他们解释过的毕业典礼的内容的无知，并约定在典礼之后见面。因为马丁和珍妮特的家人都没有参加他们的毕业典礼，所以他们希望在学校外面的一家咖啡厅见面，许多毕业生都会去那里庆祝。那天的晚些时候，他们很快就了解了为什么他们的家人都没有来参加毕业典礼。这个共同点似乎成了他们关系的开始。

马丁告诉珍妮特，在他 3 岁的时候，他的父母在一场悲惨的车祸中去世了，他是被叔叔抚养长大的。叔叔最近生病了，这使得他和婶婶都无法来参加马丁的毕业典礼。珍妮特是家里的两个孩子中年龄较小的那个，她有一个哥哥。珍妮特的哥哥和嫂子刚生下第一个孩子，而之前她的父母在飞往夏威夷探望孙子和来参加珍妮特的毕业典礼之间左右为难。为了缓解母亲在做这个决定上的冲突，珍妮特大度地让父母放心，她希望他们去夏威夷。此外，为了减轻母亲的内疚，她告诉父母将来她一定会继续攻读更高的学位，这样他们以后就有机会看到她走上大学的舞台。在初始访谈中，珍妮特多次重复她接受父母的决定，而且如果父母不去看孙子的话，她会感觉很不安。

在与马丁和珍妮特的第一次会面中，他们初次相遇的历史给我留下了深刻的印象。在与伴侣工作的第一次或第二次访谈中，询问他们的第一次相遇，以及是什么让他们对彼此印象深刻，是很有价值的。从诊断的角度来看，一对伴侣第一次相遇的情形，尤其是他们对彼此的最初印象的记忆，几乎总是具有启示性作用的。但是询问伴侣是什么吸引了彼此，就没那么有用了。因为在这个问题中，"吸引"是占主导地位的；而事实上，伴侣回应最初没有吸引力，或者只是简单地列出吸引人的身体特征或其他表面的特征，是非常常见的。一个更中性的开放性询问，如他们最初相遇的细节、他们对彼此的印象，以及他们是如何决定在一起的，通常会提供更多关于他们无意识地在对方身上寻找自我的线索。这种干预方法使治疗师能够对两个人自我感知的不足，以及这些不足与最初一方欣赏、期望甚至需要的另一方的品质之间的关系做出更清晰的推断。

马丁回想起5月底他第一次见到珍妮特的那个阳光明媚的日子，瞬间露出了笑容。我第一次对马丁有了一个一闪而过的印象，觉得他可能是一个努力让自己的情感生活有一些变化的人。我对于他们第一次见面的询问，让马丁进入了那个他早已抛诸脑后的世界。在这个短暂的时刻，他的鼻子不再抬得那么高了。当他描述自己与珍妮特的第一次相遇时，他的优越感和轻蔑的态度似乎消失了，同时他允许自己有一个更大的空间，去找回曾一度被他隐藏起来的让人怀念的体贴。

"我真正记得的是，她似乎很乐于奉献。"他说。接着，他补充道：

> 这对我来说是印象最深刻的。我在高中和大学期间没怎么约会过，所以我没有很多其他女孩可以和她比较，但我确实记得当她在母亲做是否要来她的毕业典礼的决定上表现出如此的担忧时，我是多么印象深刻。我记得，当她告诉父母他们应该去夏威夷而不必担心她的毕业典礼，而且她会再次走上大学的舞台时，我当时在想，这几乎是一种牺牲。

虽然马丁在接下来的几分钟里继续描述了他所记得的他们第一次见面时珍妮特的外貌特征，但"牺牲"一词似乎深深地印在了我的脑海中，以至于当马丁平淡地描述珍妮特的外貌时，我一度分了神。他本可以用很多同义词来描述珍妮特的"奉献"品质，但他用了"牺牲"——这个词使我的脑海中出现了一些模糊的画面，宗教仪式、寺庙，还有我在中美洲和墨西哥旅行时看到的玛雅祭坛。"还有，当我们开始约会时，她会给我留下一些卡片，甚至时不时地为我打扫公寓。"马丁显然是在说，他不仅感到珍妮特对他的关心，甚至在他们的关系刚刚开始的时候，他就在她的身上觉察到一种对他来说极为重要的养育的品质。但他使用了"牺牲"这个词，于是我很想知道，以一种放弃一些东西的方式给予，对珍妮特来说是不是很重要。如果是的话，这与他们因此来找我的困境又有何关联呢？对此我拭目以待。

和最开始一样，珍妮特带着同样的犹疑打断了谈话，她强调她的母亲在照顾她那已经去世的外婆时，很多年都没有休过假，所以她希望母亲有机会休假。珍妮特在此刻所讲述的关于母亲的这件小事，似乎在表达一种不安，仿佛她觉得有必要缓和一下马丁对她的赞美。但我的感觉是，她这样做是在矛盾地证实自己的自我牺牲品质，因为此时她似乎正在试图弱化自己。此外，当听说珍妮特的母亲在照顾她自己的母亲时从未休过假时，我推测，这个家族中的女人似乎存在一种放弃自己的需要的倾向，这在珍妮特的身上可能表现为她内化了母亲受虐狂的部分；在这种关系模式中，一个人在给予他人的同时，会放弃自己的需求，痛苦地牺牲自己。

在伴侣治疗的技术中，治疗师必须觉察自己与来访伴侣中的每个人的互动模式，同时还要对伴侣之间的相互作用保持敏感。此外，治疗师必须注意到，他的存在对伴侣关系是一个强烈的、情境性的扰动，可能会显著地影响他们通常的交流方式。考虑到变量的多样性，治疗师需要不断地做出选择，是该用描述、提问或解释来应对伴侣双方中的某个人，还是要对伴侣整体进行干预。虽然在这个时候，我很想询问马丁更多关于他的背景信息，以澄清为什么珍妮特的牺牲品质对他来说很重要，但我还是选择了继续问珍妮特。她在面对马丁和我时的不自信，唤起了我想要鼓励她讲得更大声而不是像以往一样犹疑的渴望。

我转向珍妮特，问道："珍妮特，在你第一次见马丁的时候，有什么让你一下子就注意到并且多年来一直念念不忘的事情吗？"这一次，珍妮特毫不犹豫地回答道：

> 首先，我记得当他说他的父母已经去世，而他是由他的叔叔婶婶抚养长大的时候，我是多么伤心。他并没有说他很难过，但不知道为什

么，我感觉他实际上很难过。也不知道为什么……好吧，也许一开始不是这样的……但是我们交往之后……我总觉得我应该为他做点什么。我是说……我真的很想，但是有一些关乎他的独立性的东西让我为他感到难过……好像他的内心深处真的需要一些东西一样。他的叔叔婶婶从来没有来看过他，他也从来没有回过家。

在这里我插话道："也许你觉得你可以弥补一些他错过的东西。"珍妮特没有直接回应我的解释，而是回忆起与马丁的其他早期的经历。"我的家人一直都很亲密。所以这对我来说似乎很奇怪……并不是说我无法理解……但似乎这一切对我来说都很悲伤。"她补充道。这时，我做出了回应：

> 所以你要打扫他的房间，给他留下卡片和纸条。这是你给他提供支持的方式，也许你是为了证明你对他很关心，尤其是当你怀疑他是否能够感受到关心，或者他是否真的如他表现的那样独立时。也许你希望可以弥补那些你觉得他没有的东西。

在这个时刻，澄清珍妮特的行为的动机似乎特别重要，因为这与她对马丁的同情有关，同时也表明了我对马丁的脆弱及珍妮特对他的体验的理解。这时，我开始理解珍妮特在这段关系中所扮演的照料者的角色及其在他们的交互影响中的动力学意义。"是的，当我为他做这些小事时，他似乎总是很感激……呃……除了他很忙的时候。"她说。

在短短的几分钟内，珍妮特揭露了第一次遇到马丁时最关键的部分，这后来成为他们相互吸引的重要因素。一方面，珍妮特钦佩马丁的独立性；另一方面，她也想知道这种品质是否防御了根本的匮乏或依赖的内核。从一开始，珍妮特就很想尽力为马丁提供照顾，以弥补她觉得马丁在成长过程中错过的东西。她描述了他是如何无意识地把这件事传达给她，她又是如何觉得有必要回应这一需要的。

然而，我也很想知道，珍妮特的内心有什么东西可能会格外促使她对马丁潜在的依赖和内心的悲伤做出反应。换言之，伴侣治疗师总是在评估每个人的内在，以及伴侣双方无意识地交流的东西，这些东西促使他们在咨询过程中对对方的不同方面做出回应、被吸引或被排斥。这时，我已经知道珍妮特感受到了马丁内心深处的需要。但除此之外，为什么珍妮特会被他压抑的依赖所吸引，进而迫使自己去照顾他呢？会不会是她的需要（被压抑的或被否认的）投射到了马丁身上？

接着我转向马丁，问他是怎么感觉到珍妮特的奉献品质是牺牲性的。他已经讲述了她鼓励父母去夏威夷的事情，但还有别的原因吗？他回答：

> 我记得有一次她给我洗车之后生病了。那年夏天很热。那天大概有39摄氏度，并且非常闷热。我正在努力做暑期工作，我的车也非常需要清洗。我跟她说我实在太忙了，甚至没有时间洗车。我下班回家后给她打电话，当时她正躺在床上。她说她在洗车后晕倒了，她的室友带她去了急诊室。医生告诉她她中暑了。

这时，珍妮特打断了我和马丁的对话，她说她根本不相信那是中暑，而是因为她几天前病了，很可能还没有完全康复。珍妮特说："事实上，天气预报已经报告了那天非常热，而我做了一个糟糕的决定，去给你洗车。"这个时候，我觉得在洗车这件事情上，珍妮特再一次觉得她需要弱化她的优良品质。她把自己的晕厥归咎于"糟糕的决定"，而不是任何她内在的乐于助人或优良的品质。现在我更相信，为他人牺牲，尤其是为马丁牺牲，是他们关系结构中的重要组成部分。

我选择在这个关键时刻回应珍妮特。到目前为止，我已经意识到了她自谦的倾向，我说："对于马丁所说的这些奉献品质，你似乎非常谦逊。"为了证明我的观点，我提醒她，是她鼓励父母去夏威夷的，还有她似乎对自己在给马丁洗车时中暑的重要性不屑一顾。珍妮特多少有点防御地说：

> 我母亲总是教我，给予比把自己放在第一位更重要。我在一个人人都相互熟识的小镇长大。当镇上的其他人生病或有家人去世时，母亲总会烤馅饼送到他们家里。我记得有一次，她由于忙着准备食物给镇上的约翰逊一家，因此错过了学校的音乐会。那次有我的长笛独奏，所以我真的很希望她能够出席。那场独奏让我得以参加州音乐比赛。我从来都不明白为什么带食物去看约翰逊一家会让她不能来参加音乐会。她告诉我她得在 7 点之前送到，所以她可能会晚一点来看我演出。但是，她一直都没有来。父亲出现了，但是她没有。其实我也可以接受，不过……我是说，我曾经说过我可以。母亲有一个习惯，做什么事情都会迟到。所以当我第一次没有在观众席看到她的时候，我还想着在我表演前她会到的。但是她没有。

这时，我观察到珍妮特的眼中有一种几乎难以被觉察的撕扯，伴随着她脸上轻微的苦涩，瞬间打破了她惯常平静的微笑面容。我注意到她的情感与她对母亲的善良品质的描述之间的矛盾，于是说道："你的母亲缺席了对你来说这么重要的一个场合，你一定感到非常受伤吧，尤其是当你猜想她会惯常性地迟到，或者她正在对社区中的其他人履行承诺时。"这时，我尽可能地使我的描述保持中立，因为我还不清楚珍妮特是怎样体验母亲的责任的。她会觉得那是善良，还是不可靠或不小心？此外，我想知道她是否认同母亲的照料者品质，或者她的牺牲品质是否是对一个反复伤害她的养育者的愤怒的否认或压抑的防御。

无论如何，到了这个时候，有一点已经很清楚了，那就是珍妮特的照料者品质是马丁最初被她吸引的一个重要因素。此外，我假设，这些特征可能不仅代表一种体贴的态度，也是她对她母亲的认同。在他们关系的初期，马丁会坦率地表达他的感激之情，而珍妮特也会因为他的关注而感到有价值。"除了他很忙的时候……那他就不会注意到了。"珍妮特的这句话吸引了我。她所讲的关于马丁在忙的时候没有注意到她和善的姿态的部分，似乎并不仅仅是对他们早期关系的有意识的回忆，也是对她忙碌的母亲（那个没有时间陪她的母亲）的无意识提及。珍妮特的充满爱的照料和自我牺牲的部分动机很可能是希望唤起马丁的关注、感谢和爱，也许珍妮特是有条件的 —— 需要有一种模式，使她想起她和母亲之间的关系。

我与马丁和珍妮特工作初期的咨询片段展示了与伴侣工作的几个重要特征。我已经展示了治疗师对伴侣双方最初相遇的细致探索是如何揭示与无意识地在他人身上寻找自我有关的非常有用的信息的。询问他们最初相遇的情形有助于治疗师构建对伴侣的品质，尤其是那些吸引人的、令人渴望的，甚至是必需的品质的理解。从这个角度来探索伴侣最初对彼此的吸引，为治疗师提供了理解双方的不完整自我的基础，通过建立亲密关系，伴侣双方拥有了实现或建立完整的或更完整的自我的机会。通过理解伴侣间最初的联结，治疗师就能够理解这种原初的结合是怎样被打破，或者变得不再适宜且功能失调的。

在下面对玛丽莲——那个被诊断为抑郁症并伴随身心失调症状，被她的医生转介到我这里的女人——的介绍中，我将详细阐述治疗师是如何通过寻找不完整的自我及其对婚姻的影响来解决她的症状的。虽然在本书中，我的焦点主要是与夫妻或其他亲密关系形式的伴侣所进行的工作，但在前来寻求个体治疗的病人中，我也经常会遇到因为在亲密关系中自我的缺失而导致的心理问题。无论是否考虑伴侣治疗，治疗师对这些动力的理解都将极大地帮助前来咨询的个体，无论其目前的症状如何。

玛丽莲

在第二节咨询的一开始，玛丽莲就说她已经认真考虑了我们关于她的丈夫约翰的讨论，现在她意识到他在他们的婚姻中的控制欲是多么强。在第一节咨询中，我对玛丽莲升起的关于她默许丈夫和母亲的方式的自省的热情已然消退。似乎从第一次治疗开始，玛丽莲就重新构建了她外化的防御，回到了罪责错觉中，而她现在告诉我，约翰的控制欲才是问题的根源。

她接着告诉我，尽管她已经意识到约翰在很多方面都很自私，但她依旧想和他维持这段婚姻。我对她关于维持婚姻的言论感到惊讶，因为到目前为止，她甚至没有想要解决婚姻中的冲突，更不用说把离婚作为一种解决方法了。考虑到这一点，我认为她在婚姻中所体验到的不满和意识到的冲突可能比咨询开始时表现出来的要多得多。这时，我回应道："玛丽莲，我想你是在告诉我，你意识到了你对约翰有一些强烈的愤怒，但是过去也许你一直都不让自己意识到这一点。"我这么说是想澄清她的感觉，此外，我还想强调她压抑对丈夫的愤怒的方式。

接着，玛丽莲将约翰描述为一名"杰出的律师"，在他们结婚后的这段时间里，他的首要关注点一直是对权力和职业赞誉的奋斗。此外，她认为，约翰对她是否对年迈的母亲负责的关心，实际上是出于他自己的担忧，因为如果遗产被分配给母亲指定的慈善机构，那么他将失去一大笔钱。"我的母亲是一个控制欲非常强的女人，她总是表现出她的慈善事业比她生活中的任何事情都重要。"玛丽莲强调道。"比你还重要？"我问道，声音里流露出毫不掩饰的惊讶。虽然我的问题听起来特别唐突，即使对我来说也是如此，但我敢肯定玛丽莲以前一定已经问过自己很多次这个问题了。然后她立即表现出了惊愕，这很可能是因为我说出了她很难说出的话。玛丽莲沉默了将近1分钟。她叹了口气，然后回答道：

> 这很难说。如果我问她的话，她可能会很受伤，甚至可能会因为我问这样的问题而生气。我的父亲已经离开很长时间了，所以我真的是她的全部。我一直都想知道，如果她有其他的孩子，甚至是任何她生命中的其他人，我是否还会对她有任何重要的意义。所以在某种程度上，我觉得我是不诚实的。

玛丽莲又停了下来，叹了口气。此时此刻，她看起来有很重的负担。她的眉头紧皱，似乎有一种恐慌和绝望的气氛笼罩着她。"你说不诚实，为什么？"我问她。"因为我一点也不想照顾她。很多时候我甚至都不喜欢她。我想我这么做是出于某种责任。我不觉得她在乎我……一点也不。她对我有某种控制。"玛丽莲说。

再一次，我注意到了"控制"这个词。就在刚才，她形容她的丈夫约翰控制欲很强，之前也用同样的词来描述她的母亲。我随即想到玛丽莲最初在电话里的留言，以及在第一次会谈中似乎消失了的胆怯和犹疑。我回想起当得知她在护理大学的职位时，我是多么惊讶和印象深刻。我了解大学的管理部门，以及什么样的人才能被选择晋升到这样的职位，我很想知道，这个肯定在管理领域和专业领域都非常擅长的有能力的职业女性，是如何走到被她生命中的这两个重要的人控制的地步的。

在先前的一个小时里，我已经了解到，在童年时期，玛丽莲特别想被她那心事重重的、负担过重的母亲喜欢，而她觉得母亲是一个无法提供持续的支持和照料的人。在那些年里，她将帮助母亲作为她的目标，同时几乎没有对获得母亲的爱的要求。现在我看到玛丽莲是一个非常有才华、有能力的专业人士，但她默许了丈夫希望她能够为了照顾生病的母亲而放弃事业的愿望。那么，她服从于他的愿望很可能是在重复取悦母亲的模式，她担心如果她有了自我，母亲就不会爱她或关心她了。

玛丽莲突然转移了话题，她回忆起她的工作，作为一名博士级护士，她在一家极具声望的大学医院的外科科室工作。在她职业生涯的早期，她曾被提拔到各种高级主管的职位。她在约翰从法学院毕业后不久便遇到了他，当时约翰正在处理一个涉及她所在医院的案件。在协商这个案件的时候，约翰采访了她。在那天的末尾，玛丽莲从医院离开的时候，她在电梯里遇见了约翰，之后他们在大厅里聊了一会儿。就是那个时候，约翰问她是否想去喝杯咖啡。虽然那天晚上她已经计划了和朋友一起去看电影，但是她同意了，并取消了其他计划。玛丽莲说：

> 他实在是太有趣了。我有些安静和害羞，并且我从不觉得自己能为交流做什么贡献。当他谈到工作时，他非常自然和兴奋。但他不是只谈论自己。他很直率，很有魅力，甚至还有点咄咄逼人。尽管他看起来好像在采访我，但他似乎真的对我很感兴趣——你知道的，我的工作、我的家庭背景，以及我来自哪里。

这时，我注意到玛丽莲在谈到与约翰的第一次相遇时，她的活力有所增加。现在我了解了她早年的经历，她有一个控制欲很强但冷漠的母亲；她的丈夫同样让她感到被控制和被忽视。于是，我回应道："尽管他非常有侵略性且咄咄逼人，但他的方式也传达了他真的对你感兴趣，而这正是一直以来你所渴望的。"玛丽莲很快回应了我的分析：

> 我想我确实需要。在我说话的时候，他似乎真的在听我说。如果我不讲话了，或者什么事说得不太清楚，他会问我，搞清楚我在讲什么。我对他的感觉真的不一样——我的意思是和对其他男人的感觉不一样——也许我真的对他很感兴趣。那个时候，他似乎对我家的钱一点也不在乎，尽管我觉得他对我家的财产的历史有点好奇。他见我父母时，也表现得落落大方。

我开始看到，早期玛丽莲与约翰的关系，以及他对她的吸引，是怎样与她早期和母亲有关的重要的发展问题发生关联的。在玛丽莲和母亲的关系中，明显的冲突从未发生过。相反，玛丽莲在成长过程中一直质疑母亲对她的爱。我的印象是，她和母亲的关系代表一种不安全的依恋模式，并且现在这种依恋模式重复出现在她的婚姻中（Clulow，2001）。玛丽莲不自信且谨慎的表现，在我们最初的电话互动中尤其明显，这似乎展现了一个衰弱的自我，这种自我是与一个负担过重且对女儿不怎么关心的母亲一起发展出来的。

约翰更富有活力且充满自信的风格，最初表现为对玛丽莲的带有侵略性的兴趣，为玛丽莲提供了她想从母亲身上得到的确定的关注。这提供了一个关键的但是迄今为止她一直缺失的**镜映**（mirroring）功能，也就是被科胡特（1971，1977）和其他人描述为自我发展的基础要素的自体客体功能。然而，随着时间的推移，约翰对事业的野心似乎盖过了他对玛丽莲的兴趣，这使玛丽莲重复了和母亲的关系模式。此外，约翰对玛丽莲继承母亲遗产的权利被剥夺的担忧，使玛丽莲体验到了一种极度的失望，从而削弱了她对他的理想化。他让玛丽莲辞掉工作来照顾母亲的建议，让她产生了疑问，她的丈夫是真的爱她和重视她，还是对她将来要继承的遗产感兴趣？

许多年来，玛丽莲一直被她成功的事业支持，被她的同事们肯定。这稳定并增强了她摇摇欲坠的自我结构。然而，在约翰的鼓励下，她辞职这件事斩断了这一重要的肯定和自尊的来源，也让她回到了类似于早年与母亲的关系的境地。为了照顾这个执拗且控制的女人，玛丽莲再次坠入了这种缺乏情感和爱的关系中。

讨论

这两个冗长的片段 —— 一个是关于一对夫妻的，另一个是关于一名因混合了抑郁和躯体化的症状而前来咨询的女人的 —— 说明了在婚姻和其他形式的亲密关系中，最重要也最根本的斗争。对那些建立并维持着亲密关系的人来说，一个关键性的成就是在发展一段令人满意的亲密关系的同时，保持自我的主要特征。伴侣间满足与被满足的需求，以及有时必须放弃一些愿望、欲望和偏好的妥协，让个体在亲密关系中保持自我变成了一项非常宏大且复杂的任务。

总而言之，所有进入约会、求爱和关系形成阶段的个体都有一个在某种程度上不完整的自我结构。在大多数情况下，缺乏完整的自我结构并不会在意识上困扰个体，只是代表了整个人类物种之间存在的人格的细微差别。当治疗师努力理解和澄清伴侣关系中最初的相遇时 —— 不管是积极主动地询问还是线索自己浮现出来 —— 治疗师就能够对双方自我的不足做出推论。在大多数情况下，这些推论将有利于我们理解伴侣因何前来寻求治疗。

在建立伴侣逐渐形成的亲密关系的故事线的同时，形成对两个个体的成长背景的理解，治疗师就能准备好帮助他们解决那些发展性议题，以及需要通过伴侣来修复和补偿的自我的不足。一旦识别出这些动力，治疗师就能帮助伴侣双方理解，这段关系为何不再像过去那样能够促进彼此改进。这时，治疗工作将依赖于治疗师的能力，来帮助伴侣修复这些最初的缺失或在关系中成长到新的水平。

第 3 章

你使我完整：解药般的依恋

在确定了关系的形成是一个在他人身上找到需要或压抑的自我部分的过程之后，我们现在将要探寻为什么人类首先要为这种联结而奋斗。这将引领我们产生关于依恋现象及其对成人亲密关系形成的影响的讨论。1996年由卡梅伦·克罗（Cameron Crowe）执导的《甜心先生》（*Jerry Maguire*）是一部20世纪90年代的浪漫喜剧，它阐明了许多我们在本章将要谈到的关于关系形成和依恋的原则。这部电影讲述了一名男子在一家体育经纪公司工作时陷入困境的故事。故事情节突出了杰瑞和多萝西之间的恋情，并带领我们了解杰瑞性格的改变是如何令他爱的能力得到提高的，他的个人生活和职业生活又是如何得到充实的。

电影的主角杰瑞被描绘为一个肤浅、自恋，但理想主义的年轻人，他遇到了他的同事多萝西，一个崇拜他且忠诚的女人，她对杰瑞非常感兴趣。她对他的新愿景，以及他想要建立更友好、更优雅的职业体育经纪公司的理想无比相信，他们两个都曾身处这个行业中。她不带偏见地倾听和理解他，带着怜悯与共情的真谛无条件地爱他。多萝西与杰瑞所生活和工作的无情且虚伪的世界完全不同。

在电影中，我们发现，多萝西可爱的小儿子雷迷住了杰瑞，杰瑞从他身上看到了自己内心深处对一个慈爱的父亲的渴望。杰瑞爱上了多萝西和雷，这代表了杰瑞自恋的转变，他逐渐成长为一个能真正关心他人的人。当杰瑞意识到自己的转变时，他对他的爱人多萝西说："你使我完整。"正是在杰瑞的这段独白中，他赞颂了他对多萝西的爱，突出了成人伴侣关系形成过程中的关键品质，这个平淡无奇的故事所描绘的成人伴侣关系形成的一些特征，将在本书中贯穿始终。

杰瑞所说的完整，即一个在现代婚姻誓言中经常被提及的特征，是 20 世纪 60 年代伦敦塔维斯托克研究所的亨利·迪克斯在心理学文献中首次提出的。迪克斯是一名精神病学家，他对婚姻功能障碍及其治疗很感兴趣，并且对来到他的诊所进行婚姻和性功能障碍治疗的伴侣进行了详细的**定性研究**（qualitative research）。他将客体关系理论，尤其是罗纳德·费尔贝恩关于心理功能的心智模型，应用到了与伴侣的工作中，并发展了一个理解伴侣心理的理论框架，这对我们理解伴侣是如何建立他们的关系并最终形成长期的亲密关系具有重要意义（Dicks，1993；Fairbairn，1944）。他的研究极大地影响了我对吸引的无意识基础的理解，对我在本书中贯穿始终的理念具有启迪作用，特别是让我理解了伴侣关系的基本目的是支持关系中的两个人的自我。

首先，一个个体遇到另一个个体，并在他身上体验到非常迷人或吸引人的品质。这个特征或这一系列特征往往不是个体立刻意识到的，而是个体的潜意识或无意识激活的知觉体验的一部分，它嵌入全部人际接触的联结中，或者更常见的，嵌入和"那个人"的一系列接触中。这个迷人的特征代表最初吸引的一个基本组成部分，然而在咨询中第一次谈到这个部分时，治疗师也不太可能一下子就发现它。相反，它往往会在伴侣双方第一次相遇和后来的求爱阶段，以及双方各自的发展史中被推导出来。

这种品质往往不仅是肉体上的吸引力，尽管许多伴侣在第一次被问及是什么吸引了他们的时候，会说是那些更容易被意识到的身体的或其他接近意识的浅层的品质。例如，人们可能会说"嗯，我真的很喜欢她的微笑"或"和我约会过的其他男人比起来，他似乎更体贴"。虽然这些更容易被感知到的吸引人的品质不会给治疗师提供很多有用的信息，但是通过治疗师的倾听和熟练的技术，伴侣间曾产生共振的无意识体验特征通常会在治疗中被揭露出来。伴侣关系的历史最终会为治疗师提供必要的线索，以理解伴侣结合的无意识心理过程，包括两个人在某段时间内可能被满足的需要与渴望。

对一个个体来说，这个特征可能代表被严重压抑的那部分自我。而对另一个个体来说，它可能代表自我在人格形成时期未发展成熟的部分，并可能被体验为需要的，甚至是在意识上渴望的。对这些品质的需要或渴望，往往会被发现源自个体早年对父母或其他养育者的体验，他们可能一度使个体的需要受挫，或者没有满足个体的渴望，又或者对发展中的个体漠不关心，因此使他反过来得出推论，是因为自己的需要才使父母抛弃他。

随后，个体在能够以某种方式提供补偿个体的需要的希望或可能性的伴侣身上，找到其需要的品质或某些特征。这个过程是相互的，双方都在审视对方，并无意识地寻找和发现匹配与不匹配的品质。最终，双方会达到一个平衡状态，在这个平衡状态中，双方都无意识地体验到一种从未被表达的那部分自我被解放的自由或希望，这为亲密关系和心理完整的体验提供了无意识的基础。

珀克尔（Perkel）将这个过程称为**融合**（fusion），指的是两个个体匹配在一起，同时无意识地体验彼此的品质，从而形成一个更完整的存在，最终变得更加丰富并超越各自自我的一种现象。这种配对的现象之所以能够实现，是因为在两个自我之间所形成的相对弥散的情感边界使心理内容的相互交换成为可能。通过投射性认同，伴侣双方将不断地给予对方并从对方身上获得自己所需要的、渴望的或在自我中被压抑的品质（Perkel，2001，2007）。

虽然精神分析文献提供了诸多关于投射性认同的解释和版本，但我更喜欢约翰·辛纳（John Zinner）的定义，因为它简洁且清晰。辛纳将亲密关系过程描述为一个**相互满足的共谋系统**（mutually gratifying collusive system，1976），伴侣会通过大部分是无意识的交流过程，贡献一部分自我和客体。依照辛纳的观点，个体在投射性认同过程中找到或感知到客体或早年生活的关系模式，就好像那些是伴侣内部的而不是自己内部的一样。这相当于把自我的一部分投射到伴侣身上。如果发出投射的一方投射出去的恰好是需要、渴望或其他契合的品质，而接收投射的一方的反应是共情的，那么这个投射就会反过来影响这个可能匹配的伴侣的反应。有些人将这种匹配称为**配价**（valency；Scharff & Scharff，1991）。

如果个体体验到自己所预期的特征与接收投射的伴侣的自我的某些方面不一致，那么个体的反应可能会变成病态的。在这种情况下，发出投射的伴侣一方的行为可能会表现为一种将有害的客体关系外化的模式，而不是给予和接收能够认可并支持另一方所需的品质。或者，如果伴侣一方投射的品质或强度是这样的，而接收投射的伴侣一方即使体验到这与他的我是不匹配的，但依旧试图去接纳它，那么这就可能会导致一种情形，即接收投射的伴侣一方会体验到自我被湮没。前面的内容中提到的珍妮特和玛丽莲都是这样的情形。在这样的情况下，伴侣关系无法增强自我；相反，自我的关键特征会被压制或被否认。最终的结果就是情绪失调，一方或双方都出现问题，或者出现伴侣关系功能障碍。

在电影《甜心先生》中，我们了解到主人公杰瑞曾是一名体育经纪人，受雇于一家无视人类价值、对客户缺乏理解和关心的公司。在一次良心的危机中，杰瑞意识到他参与了这场剥削，因为他一直受雇于一家支持他的傲慢且肤浅的公司。当杰瑞发现他存在的空虚时，他的自恋变得明显起来。他勇敢而天真地说出了自己的不满，然后被解雇了。因为他的勇气和理想主义，多萝西在整个磨难中始终保持对他的赞赏，她选择离开公司，陪伴他进行下一个职业阶段的努力。因为多萝西持续尊重和支持杰瑞的新理想，杰瑞开始了在职业和个人生活上的转变，同时开始爱上她和她年幼的儿子。杰瑞所说的完整指的是，随着关系的加深，他逐渐意识到，他的自我体验发生了变化。

对一个处在新的亲密关系中的个体来说，他对伴侣的感觉通常是非常积极、兴奋和热情的，有时甚至是情绪高涨的。伴侣往往会被理想化，个体会在关系中感到自我被增强，而没有这段关系，个体就会觉得不完整。个体之所以感到自我被增强，是因为伴侣的理想化特征被个体感知为自我的一部分。被改变的体验，加上理想化、激情，以及深厚的友情的体验，定义了我们所说的"坠入爱河"。

虽然在电影中我们对杰瑞的成长史了解甚少，但通过故事情节，敏锐的观众还是能够推断出杰瑞心理上的弱点的。当多萝西持续地赞美他的远见和新理想时，她为他提供了必要的肯定和镜映，也就是科胡特和当代自体心理学家所强调的自恋转变的基础（Kohut，1977）。杰瑞最后在多萝西身上发现了自己缺失或没有发展出来的部分，于是他的自我得以被更宽容且更温和地修正，他成了一个更有能力以共情的方式去爱和真正关心别人的人。当杰瑞在他与多萝西的关系中经历了这些改变时，他的职业与个人关系也得到了发展。

二元自我

就像我在之前的内容中提到的马丁和珍妮特、玛丽莲和约翰一样，《甜心先生》阐明了关系形成的一个重要特性（我将在本书中详细展开这一点）：关系形成也是一个在伴侣的自我中寻找自我的过程，而这个伴侣身上有我们需要的、可能会改变我们的品质。因为爱的体验是相互的，所以这些品质的供给也一定是相互的，也就是说，两个人都必须为对方贡献一种被对方体验为有价值的基本特征。这样，两个人格的紧密联结最终将会形成，并创造出一个不同于其部分之和的动力系统（其中的部分指的是，那些构成了二元自我的个体的特征和人格）。

我将这个伴侣动力系统称为"二元自我"，并用这个术语来描述得到改进后的整个伴侣关系系统——两个个体人格的延伸，它现在发展为两个自我修正后的部分的结合体。像珀克尔和迪克斯所说的那样，两个人的内在心理内容将继续发生交互影响，他们在亲密的交往过程中会无意识地投射自我的部分，同时整合对方投射的部分（Dicks，1993；Perkel，2001，2007）。

分析性第三方、自体客体与二元自我之间的比较

每一对伴侣的二元自我都是独一无二且无法复制的，即使只是其中一个人换了另外一个伴侣。例如，如果一个人要建立另一段关系或再婚，那么一个全新的二元自我将会产生，因为二元自我是任意两个个体在发展浪漫且长期的关系时所建立的原始的、无意识的结构。在构造和结构上，它和托马斯·奥格登（Thomas Ogden）的概念**分析性第三方**（analytic third）类似，而在动力功能上，它与科胡特的概念自体客体类似（Kohut，1977；Ogden，1994）。分析性第三方指的是分析师和病人的主体间性 —— 两个主体的现实所形成的一个分析性配对（分析师与病人），它运作为一个动力的整体，并建立对病人的意义和无意识的理解；二元自我指的是长期的伴侣关系或婚姻关系中独一无二的主体间关系。分析性第三方不能在其他的分析性配对中被复制，和它一样，二元自我也不能在其他的亲密关系或长期的伴侣关系中被复制。

关于它的功能，读者此时可能已经注意到"二元自我"的英文与科胡特的自体客体的英文一样，中间都没有连字符。通过这样建构这个术语，我想强调的是二元自我的功能与科胡特在他的著作中所描述的自体客体的功能类似。此外，二元自我是关于两个自我的一个假设的结构，伴侣双方通过持续的心理内容交互和投射性认同来塑造彼此的过程，形成一个共同的伴侣或夫

妻系统，这是对伴侣各自的自我的修正。

在我对"二元自我"的概念化中，我想强调的是，为了让伴侣维持亲密和稳定，这个修正后的存在必须继续为双方提供必要的肯定，这些品质曾经是构建关系的基础。虽然科胡特的镜映、理想化和孪生等自体客体功能通常被用来描述母亲－婴儿和分析师－病人的配对的基本特征，但这些相同的自体客体功能对于提供维持亲近和亲密所需的肯定是必要的。通常，伴侣功能障碍和/或性功能障碍会发生在这些必要的自体客体功能出现问题时，或者说，发生在二元自我无法再为伴侣一方或双方的自我提供支持时。

从力比多到依恋

虽然西格蒙德·弗洛伊德（Sigmund Freud）没有在他最初的著作中讨论人类的依恋，但他确实将性驱力或**力比多**（libido）看作人类动机的一个基本特征。许多心理学家和精神分析学家现在认为，他的力比多概念表明了他对依恋现象的理解的初步尝试，但他对理论结构的概念化，更适合那时被公认的科学（Eagle，1984；Greenberg & Mitchell，1983）。尽管弗洛伊德提出的性欲的基本结构现在被评论为落伍的，而且很不幸地，有时被贬低为过时的，但是，对他的作品的解读使我们相信人际关系的定性方面 —— 精神分析学家所说的"客体关系"—— 在他的思考及理论中始终是很重要的。不管怎样，他的理论结构是建立在一个与前爱因斯坦物理学（也就是在弗洛伊德的职业生涯时期科学界存在的物理学）相一致的结构上的。

科学的理论和发现很少会有重大的飞跃。更典型的是，科学理论会逐渐出现，而理论构建则利用了前辈研究者的工具，包括已经存在的理论和发现（Kuhn，1962）。在弗洛伊德时代，人们对大脑知之甚少，并且那时只有一种初级的精神病学，它除了原始的精神障碍治疗和对显著的大脑疾病的分类以外，几乎没有什么进展。**神经递质**（neurotransmitter）还没有被发现，而且可以肯定的是，那时还没有关于人类关系的科学，也没有人知道人与人之间的联结是一种心理生理现象，并且它会逐渐发展成一门独立的科学。弗洛伊德的**口欲期**（oral stage）概念及其对婴儿生存的影响，是后来英国的客体关系理论学家扩展对母婴模型更丰富的理解的先兆（Klein，1952；Winnicott，1958）。

直到英国精神分析学家约翰·鲍尔比出现，依恋心理学才被构想出来（Bowlby，1958，1969）。鲍尔比从生物行为学的角度论证了人类和动物是如何产生依恋的，同时为客体关系理论打下了基础，并改变了当时流行的精神分析范式。后来，玛丽·安斯沃斯（Mary Ainsworth）与玛丽·梅因（Mary Main），以及其他一些人，证实并扩展了鲍尔比的著作，为依恋理论在心理学、精神分析和人类发展史上提供了一个重要的位置（Ainsworth，Blehan，Waters，& Wall，1978；Main，Kaplan，& Cassidy，1985）。最后，依恋理论如今与我们丰富的精神分析理论（包括亨利·迪克斯对交互影响的心理学的推论）联系在了一起，使我们能够从一个更完整的角度来理解弗洛伊德关于人类关系的开创性思想。

二者的协同作用

在弗洛伊德的经典案例中，他反复论证了力比多出现问题是神经症和其他形式的精神障碍的主要病理学因素。由于当时精神分析还处于起步阶段，而弗洛伊德想要努力建构一种正统的心理科学，希望它最终会被包括医学在内的其他领域的研究所接纳和融入，因此他没有发展依恋心理学或伴侣形成的理论。相反，他的重点是一个被他称为"力比多"的心理生理学概念。

对弗洛伊德来说，力比多描述了一种心理能量，它源自人的身体内部的基础且原始的冲动，受生理因素的影响（Freud，1898，1905）。虽然在他撰写著作的时候，人们对荷尔蒙的生物化学过程、特定的大脑功能，以及它们对性功能的影响知之甚少，但是力比多似乎不仅代表一种动力结构，也隐含着生物学基础。即使是现在，在心理学、心理治疗和医学领域，"力比多"一词仍然被用于描述与性有关的品质，如当提及性冲动的强度及性在病人无意识的精神生活中所扮演的角色时。不可否认的是，力比多及其生物学基础对于人们更全面地理解性功能及其对伴侣形成的意义而言非常重要。如果不是这些心理内分泌的作用推动了性驱力，那么不仅是伴侣形成，整个动物界都将不复存在。

依恋心理学已经证明，不仅是力比多会促使人类繁衍，接触和亲近他人的欲望也同样重要。依恋在伴侣形成和确保婴儿存活，以及最终保证人类的生存中扮演着至关重要的角色。力比多和依恋是协同运作的，它们都对人际关系形成的发展和维持有所贡献。

依恋和伴侣关系

依恋理论起源于约翰·鲍尔比的研究（1958，1969）。尽管鲍尔比最初的观察并没有很快被学院式心理学和精神分析界所接受，但当其最终被发现适用于动物界时，一种新的行为科学范式便诞生了。除了鲍尔比最初的研究以外，玛丽·安斯沃斯和她著名的"陌生情境"实验对于帮助我们理解父母和孩子之间的关系与一般的人际关系的本质而言也有重要意义（Ainsworth et al.，1978）。自那以来，心理治疗师，包括伴侣治疗师，将依恋理论应用到了对人与人之间的亲密的理解上，帮助我们更好地理解了伴侣是如何形成他们的关系的。

我们来简单回顾一下陌生情境实验的研究范式的本质。安斯沃斯和她的同事进行了一项研究，他们让 12 ～ 18 个月大的婴儿在实验环境下与母亲一起玩玩具。接着，一个陌生人进入房间，并在母亲离开后与孩子进行互动。一段时间后，陌生人离开而母亲回来。研究人员会观察整个实验过程。实验人员断定，婴儿对母亲再次进入房间的不同反应，表明了其对母亲不同的依恋性质。

安全型依恋（securely attached）的婴儿能与陌生人自由地进行互动，并在母亲回来之后继续自由地探索环境。虽然这些婴儿在母亲离开时会感到不安，但当母亲回来后，他们能很快且很容易地平静下来。研究人员还观察到两种"不安全型依恋"的婴儿。**焦虑 – 抗拒型**（anxious resistant）的婴儿显得非常依赖母亲，并在母亲离开时显得很忧虑。当母亲回来时，这些婴儿并不能轻易平静下来，并且往往会显得很抗拒。**焦虑 – 回避型**（anxious avoidant）的婴儿表现出奇怪的依恋。当母亲离开时，他们没有表现出明显的痛苦，当母亲回来时，他们也没有要寻求与母亲的联结。后来，玛丽·梅因和她的研究团队增加了第四组，即"混乱组"（1985）。这些婴儿会表现出混乱的行为反应，有时会在母亲回来时接近她，然后改变方式，推开母亲或把母亲推倒在地。

也许这一研究范式最重要的阐述之一，是对成人依恋的研究。1994年，梅因和戈尔德温（Goldwyn）发展了**成人依恋访谈**（adult attachment interview，AAI），作为一种辨别成人依恋表征模式的方法（未发表的手稿）。简单来说，在成人依恋访谈中，成人被要求提供一些形容词来描述他们与父母的关系。接着，他们得提供记忆及其他信息来支撑他们对形容词的选择。然后，研究者会对他们的表述进行多个维度的评估，包括叙述的质量、连贯性和一致性。值得注意的是，研究者观察到了四种成人依恋类型，这些类型与安斯沃斯最初的发现相似，分别是**安全型**（secure）、**回避型**（dismissing）、**焦虑型**（preoccupied）、**矛盾或混乱型**（unresolved/disorganized）。

最后，也许对我们的目标来说最重要的是，研究者最近考虑到了依恋类型对成人发展亲密关系质量的影响。这项研究中出现了一个被称为**复合依恋**（complex attachment）的概念，指的是伴侣双方相互依赖或被依赖的双向依恋系统。该研究的假设是，伴侣双方的复合依恋系统受到他们源于早年生活的内部依恋工作模式的影响（Fisher & Crandell，2001）。因为一对伴侣的复合依恋对情绪调节和沟通都有影响，所以它也可能与伴侣双方形成一个稳定的二元自我组织的能力有关。

到目前为止，依恋心理学作为一门学科已经有了一段令人印象深刻的历史。其近代的发展使心理学家能够更全面地理解和治疗越来越多种类的情绪障碍，特别是那些在建立关系时出现的亲密障碍，以及在实现分离、独立和自我同一性时出现的各种各样的问题。依恋心理学在理解移情和反移情的错综复杂，以及增强我们对精神障碍、边缘性和自恋性症状的理解方面做出了重大的贡献。

在关于人类与动物行为的更普遍的领域，依恋也占据一席之地。它与生物学的联系，以及在一般情况下，甚至在心理治疗的心理生理基础上，它对关系本质的理解的启发式价值，现在正在被心理学家、精神分析学家和神经学家所考虑（Kandel，2005；Siegel，1999；Solms & Turnbull，2002）。依恋理论也提供了额外的解释功效，增强了我们对更纯粹的人类行为的精神分析理论的信念，包括客体关系理论、自体心理学，以及由它们衍生的理论，如关系性精神分析和主体间性理论。

此外，依恋理论帮助我们更好地理解了弗洛伊德在他的驱力和自我心理学中可能存在的问题，并帮助我们审视了从婴儿期到老年期的所有发展阶段的人类关系，通过这些，依恋理论对更古典的精神分析范式产生了一些矫正性的和澄清化的影响。最后，依恋理论如今使我们能够去研究亲密关系，包括婚姻和家庭系统，加深了我们对关系系统是如何及为何崩溃的理解（Clulow，2001；Mikulincer，2006）。

依恋的破裂：萨拉和威廉

萨拉打电话来预约，说她的律师建议她来寻求心理咨询，因为她无法做出是否离婚的决定。大概在一年前，她做了第一次法律咨询，不久后她就申请了离婚。然而，每当她得知开庭的日期时，她都会要求她的律师向法院提出延期。萨拉对来见我这件事表现得非常急切，她说她的律师警告她，除非她继续推进离婚事宜，否则她就得重新向法院提出申请，同时还要支付额外的费用。

萨拉接着说，她可能会一个人来见我，因为她的丈夫反对任何形式的心理治疗。然而，她很快补充道，她会试着去说服他，因为每次他反对她之后，她通常都能说服他。这时，我注意到萨拉对她的丈夫的描述中带着一丝嘲弄的语气，这同时也反映了一些她的关系模式中的攻击性。果然，萨拉在她的丈夫威廉的陪同下来到了我的咨询室。

无论前来参加初始访谈的是个体还是伴侣双方，通常都是有意义的。关于谁会出现在咨询室里的问题，无疑反映了婚姻的不确定性，而且我也注意到，在萨拉简短的叙述中，她确信即使威廉不情愿，但她还是很可能会说服他来接受治疗。在这个部分，我发现我对最后谁会前来接受治疗不是很感兴趣，我反而对萨拉的强势及其对他们关系的寓意很感兴趣。

萨拉在电话中用她那断断续续的言语和非常清晰的表达，向我传达了一种强烈的情感，让我产生了一种想要服从于她而不是像我通常那样想要帮助她的反应。当我意识到我对她的顺从之后，我就在想她是不是需要掌控感，以及我最初对她的反应可能在多大程度上预示我对她目前的问题的理解。她的言论和风格确实反映了她的坚定，但这可能也是伴随着不加掩饰的攻击性的一种随心所欲的倾向。

萨拉是一名 44 岁的女性，她在高中毕业后就嫁给了她的丈夫。威廉比她大两岁，一直在一家成功的家族企业工作，到现在，他的工作已经能为他们提供舒适的生活。他们的四个孩子差不多都长大了，并且都成长得相当好。萨拉解释道，几乎在他们的整个婚姻中，她都感到不幸福。接着，她说她的不满主要集中在威廉"没有交流的意愿"上。"他就是不说话"，她重复了一遍，以确定我还有威廉都清楚地听到了她的抱怨。然后，她描述了他对打高尔夫球的迷恋，以及他面对熟人、朋友和整个家庭时的随和的性格，但是所有的这些好处，她一样都没有得到。威廉很少和她讲话，并且他很少在家里或在照顾他们的孩子上提供帮助。

萨拉接着说，在她成长的家庭中，她的父母几乎总是在争吵或发生冲突，并且经常是在父亲酗酒的情况下。她的父母之间没有任何感情，也很少给予她或她的哥哥情感，她的哥哥现在是一个酒鬼。她和威廉开始约会是在高中的后两年，她回忆道，她之所以被威廉吸引，是因为他沉着的举止，还有她与威廉的父母、兄弟姐妹，以及整个家庭建立起来的温暖的关系。萨拉提供了这样一个假设，即威廉和他的家庭所提供的温暖的氛围，以及他们塑造的和善与友好的环境，给她提供了一种安心和安全的感觉，这是她从未在自己的家庭中体验过的。她回忆道，她宁愿和威廉及他的家人待在一起，也不愿意和父母待在一起。

我注意到萨拉的无意识游移到了与威廉早期的关系上，这被她描述为因为"安心"而感到舒服，于是我打断了她："在早期的时候，他话多吗？"萨拉毫不犹豫地回答："并不，但是我很喜欢在他身边，因为他听我说话，尤其是在我抱怨我父亲的时候。当我和他及他的家人在一起的时候，他们为我展示了一个家庭应该有的样子。""你的意思是，安静而有爱，没有冲突和紧张感。"我澄清道。"对。"她回答。

在与萨拉和威廉相处的最初几分钟里，我虽然还没有从威廉那里听到一个字，但我已经开始对这对夫妻的关系结构有了一些猜想，并且对他们各自对"二元自我"的贡献有了一些想法。我想，当我能听到威廉的表述时，我对此会有更多理解。

萨拉在一个充满动荡和冲突的家庭中长大，并且有一个酒精成瘾的父亲。她已经描述了她那具有高度冲突性的家庭背景，以及她可能对父亲或对父母两个人都形成的一种不安全的依恋模式（Ainsworth et al., 1978; Crowell & Treboux, 2001）。她回忆了她家庭中的骚乱，以及父母双方都缺乏情感。之后她遇到了威廉，那个曾经在她讲述她的家庭问题时倾听她的人，他为萨拉提供了一个宁静的氛围，让她能够感到更舒适、更安全的依恋。与威廉及其家庭的亲近，以及他们和善且友好的品质，为萨拉提供了一个避风港，使她能够安全地度过青春期，并在成年后嫁给威廉。

萨拉试图在威廉身上找回自己所体验到的不完整的那部分。曾经，威廉充分地为她提供了她所需要的平和与认可的品质，而他的家庭充当了让她得以逃脱她那动荡且混乱的家庭生活的避难所。尽管他总是很少讲话，但是通过提供一个温暖且深情的在场，以及一对倾听的耳朵，威廉最初为萨拉提供了一段关系和一种替代性的家庭环境，让她可以感到安心舒适并体验到更加安全的依恋。

成人的亲密关系能为双方提供一个可以使他们感到安全的避难所，在某些情况下甚至可以为他们提供一个空间来重新处理发展性问题、受到的伤害和创伤。在伴侣关系中，双方都能够依赖对方，就像婴儿或学步期的儿童一样，在痛苦时向父母求助并获得安慰。母亲通常会表现为可获得的和可依赖的，并且在年幼的儿童感到痛苦时能够给予安慰与抚慰的人，而成人亲密关系就类似于母亲这个原始范式，但它的作用是相互的，伴侣双方在对方遇到困境或痛苦时，都为彼此提供了被支持、安心和被抚慰的体验。

费舍尔和克兰德尔（Fisher & Crandell，2001）将鲍尔比最初的依恋概念应用到了他们与伴侣的工作中。与鲍尔比最初关于幼儿与母亲的配对的范式有些不同，复合依恋的概念描述了成人亲密关系的一个独特的特点，即伴侣双方在依赖伴侣与被伴侣依赖的角色上灵活地互换。克兰韦尔和特雷布（Crowell & Treboux，2001）将成人亲密关系的这一特征称为**安全基底**（secure base），两个人都能依赖对方与被对方依赖，抚慰对方与被对方抚慰，打消对方的顾虑与被对方打消顾虑，同时在这些角色和位置上灵活地互换。

虽然萨拉好像还有很多话要说，但我意识到威廉在来了之后只说了几句话。在萨拉开场的时候，他静静地坐着，在椅子上不断扭动身体，显然很不舒服。我的脑海中出现了一个画面，一个青春期的孩子被父母要求必须来教堂，并希望这件事赶紧结束。于是我转向威廉，邀请他对萨拉的言论做出回应。就在这时，他问我了一个让我感到惊讶的问题："你是高尔夫球手吗？"我对这个看起来莫名其妙的问题感到很困惑，于是我回应道："你为什么这么问？"我很肯定，他在第一次会谈中问这个看起来很奇怪的问题的原因，最终会为我理解这对夫妻及威廉在他们的夫妻问题中做了什么提供一些思路。

威廉随后回答了我的问题，他很可能知道这和我是不是一个高尔夫球手无关，他只是对了解一些事情不太感兴趣。他说："当你进入球场时，你知道你要在那里待上三四个小时，而如果你不想和任何人说话，你就可以不说，你会有一种平和且宁静的感觉，那是你在其他许多地方都感觉不到的。"这时，我假设他渴望的平静是他对与萨拉的关系中存在的动荡的反应。我还想到萨拉对威廉的描述，他是一个沉默寡言的人，以及他成长于一个平和且和睦的家庭，所有这些她在十几岁时觉得有益的东西，现在却让她感到孤独、被抛弃，没有克兰韦尔和特雷布所讲的安全基底的支持。

威廉接着强调拥有安静的时间对他来说是多么重要。他说他的工作压力很大，而他与萨拉的对话经常是不愉快的，尤其是在他下班很晚才到家，而她用她一个又一个要求不断地轰炸他的时候。因为我已经听过了一些关于威廉的原生家庭的事情，所以这时我选择问他关于他们关系早期的记忆。他回忆道，他喜欢和萨拉在一起，因为她"话很多"。他露出了一丝试探性的微笑，接着描述了萨拉是如何在他只是听，并且只是时不时地问个问题的情况下不断讲话的。他说：

> 我想我总是能感觉到她希望我听她说话，而且我很容易就能做到。我一直都有些害羞，对于和别人说话有很多障碍。她可以和任何人说话，所以当我们去参加派对或学校的活动时，不知怎的，我就觉得和萨拉在一起要容易得多。然后我觉得我被其他孩子接纳了，而且我也不必再担心其他人是不是希望我在场。

在我的更多鼓励下，威廉进一步阐述了他的害羞，更准确地说，是他在社交关系中的焦虑。他说，他家有四个孩子，而他排行第三。他的两个哥哥是双胞胎，比他大两岁。他们因为早产而导致脑瘫，以至于发育迟缓。这两个孩子都需要父母的大量照顾。在威廉讲述这个问题和他的父母要花大量的时间去照顾他有病的哥哥们时，我逐渐清楚地意识到，由于母亲在照顾那两个有特殊需要的孩子上承担了太多压力，因此威廉很可能在他个人的发展性需要上受到了一些忽视。这时我想到，威廉也有一种不安全的依恋模式，这可能对他的社交焦虑及关于萨拉的问题都有重要影响。

威廉继续详细地描述道，他的父母和哥哥们经常要到附近的城市去看儿科医生和神经科医生，而他则一直由亲戚照顾。整个家庭都聚焦于两个哥哥的医疗护理这件事，并且持续了好几年，直到他们的病情稳定下来，他们最终被送到家以外的长期护理机构。

威廉所描述的这个非常有意义的背景资料，让我受到了启发，同时也让我感到悲伤。威廉在讲述他的成长史时，显得有些平淡和情感隔离，这给我留下了深刻的印象。他的讲述是非常散乱的，有很多绕弯子的地方，并且缺乏清晰的思路，于是我不得不去澄清许多事情的细节和其发生的时间顺序。我不由得开始想象，在这样一个相当大的、关注点都在有病的孩子身上的家庭中长大，威廉很可能已经发展出一种回避型依恋，并在获得依恋需要的满足方面感到绝望（Main et al.，1985）。抑制和否认痛苦的情感，就像在与父母的关系中那样，很可能成为他在亲密关系中与其他人联结的一个特点。害羞和社交焦虑是由渴望依赖但同时又害怕依赖导致的一种症状。

后来在和萨拉的求爱过程中，他们形成了一种依恋关系，她的健谈和活泼的性格，为威廉提供了一个渠道，使他能够融入社会团体，被大家所接受。他和萨拉一起建构的二元自我非常重要，它支撑着一个脆弱的自我、一个表现得害羞且社交焦虑的自我，否则，这个脆弱的自我可能会崩溃。在与萨拉交往的早期，他能够体验到自己更加放松和坦率，同时还有进入社会团体并被同龄人接纳的机会。

这时，威廉为我提供了另一个非常有意义的启发性资料，让我能够更全面地理解他和萨拉所建构的二元自我。萨拉和威廉的家庭背景都为他们与父母一方或双方建立不安全的依恋奠定了基础。他们的二元自我曾经起到了安全基底的作用，让他们能够形成复合依恋，使他们在共同运作时比单独运作时功能更好。威廉平和且安静的举止，部分源自他的害羞和低自尊，这为萨拉提供了一个接纳且友好的氛围，使她可以毫不畏惧地表达自己。萨拉更善于社交的品质，为威廉提供了一个融入社会群体的途径，也为他提供了一种更开放的表达方式，这是他无法靠自己实现的。在他们关系的开始，他们的二元自我作为心理稳定性的媒介，为他们提供了一个安全基底，使他们都有机会去重构和修复他们各自的发展性问题和创伤。

二元自我的破裂

与个体治疗师一样，当伴侣一方或双方都感到无法再从关系中获得稳定感与进步时，伴侣治疗师也必须总是设法去解决关系中的断裂点。伴侣不满的出现是一个基本的诊断标准，治疗师应该总是对此进行评估。

26 年过去了，为什么萨拉和威廉现在走到了破裂的位置？他们之前都没有接受过伴侣治疗或个体治疗，他们的夫妻关系和家庭生活，是通过他们能够抚养他们的孩子并且实现富足的经济水平而发展起来的。尽管萨拉强调，几乎在他们婚姻的所有时间里，她都感到不幸福，但我觉得她和威廉的关系之所以能够维持，甚至是舒服地维持，是因为威廉的大家庭给她提供了情感支持。

因为二元自我是由两个人共同建构的，他们各自都贡献了价值，以协同的方式来维持和增强彼此，所以它在本质上是脆弱的。由于在家庭生活中维持角色，部分是周围环境的作用，因此二元自我很容易因为生活环境的变化，以及核心家庭和整个家族内部发生的关系模式的变化而被破坏。这些环境的影响和变化，包括创伤、丧失、死亡、健康危机、工作变化、家庭成员的增加、搬家、孩子离家或上学，以及其他能够影响核心家庭、伴侣一方或双方、孩子甚至整个家族成员的环境改变。当伴侣中的任何一方受到能够改变其角色功能的影响时 —— 有时这个角色功能是促进了他们最初形成的亲密关系的 —— 二元自我都可能会因为在整个家族系统中发生的情绪干扰而变得紊乱。

这些变化的关系能够影响伴侣的依恋模式，同时扰乱二元自我。这种破裂之后可能会表现为伴侣间的不满或功能障碍、情绪症状，甚至是孩子的症状。这时，治疗师必须高度关注存在于整个家族关系中的子系统的复杂性和意义，以及其对伴侣及核心家庭的影响（Bowen，1978；Kerr & Bowen，1988）。

多年来，作为一个生活在郊区的妻子和母亲，萨拉一直都在这个传统的角色上表现得相当好，她带着孩子参加活动，接他们回家，同时在各种各样的社区组织中担任不同的职位。她有一小群朋友，她们对参与教堂的活动很积极，而且她、威廉还有孩子们都尽职尽责地参加整个家族的聚会；威廉的大家庭包括他的父母、姑姑、叔伯和堂兄弟姐妹。萨拉没有在外面工作过，而且高中毕业后她就没有接受过正式的教育了。尽管在孩子还小的那几年，没有接受过高等教育并未给她带来什么明显的困扰，但是她现在开始幻想去找一份工作，并去上大学。她把这些新的想法归结于她的孤独和威廉的不可获得，尤其是他沉默寡言的样子。

我暗自思忖，在他们的整个关系中，威廉一直都非常安静、少言寡语。为什么现在萨拉有了更明显的烦躁和失望呢？他们的两个孩子还住在家里，这让她忙得不可开交，于是我很想知道，社会环境中是否有其他变化增加了她的不满。这个时候，我问："在过去的几年里，不管是在你们的夫妻关系中，还是在整个家庭里，有任何其他的变化吗？"威廉的眼里立刻噙满了泪水，经过了一段漫长的沉默，他轻声说，他的母亲在去年突然去世了。他说他和萨拉都与她很亲近，萨拉有时每周会去看她两三次，和她一起吃午饭或喝咖啡。萨拉很快补充道，她非常怀念与婆婆交谈的方式，她无法用这种方式与自己的母亲交谈。

我更充分地理解了，为什么萨拉和威廉的二元自我不能再像过去那样支持他们。尽管威廉母亲的去世对这两个人来说，都意味着痛苦地失去了重要的依恋对象，但是对萨拉来说，婆婆的去世唤醒了她在创伤性的家庭背景中的伤痛，而她对威廉母亲的依恋在一定程度上补偿了这种伤痛。这个依恋对象的丧失，激活了她与她那不可获得的母亲的无意识连接，导致了一种忧虑或没有安全感的心理状态。虽然他们的二元自我多年来一直相当稳定，但它以前的功能和稳定性，部分要归因于萨拉和婆婆的关系，因为婆婆曾起着对她母亲的替代性作用。

在失去威廉的母亲之后，萨拉开始在威廉身上寻求那个她不能再被满足的依恋安全感。她对夫妻关系的安全基底的变本加厉的需要，以及她对威廉不能够满足她的愤怒，引发了关系中的剧变，以至于威廉再也无法承受。他的退缩，包括更多地撤退到高尔夫球场，以及更少地提供情绪价值，表明了他的回避型依恋模式加剧了，这同时也是对萨拉对更多支持的需要的反应。此外，威廉对小时候没有从他母亲身上获得支持的需要，因为母亲的去世而被重新激活了，而萨拉一连串的愤怒的要求进一步破坏了他们的关系。现在，他们夫妻关系的安全基底已经处于谷底了。

考虑到伴侣的复合依恋模式及其对治疗的影响，费舍尔和克兰德尔提出了一个关于伴侣在治疗中呈现的常见的和预期的临床表现的概述。在他们对回避型 / 回避型、焦虑型 / 焦虑型，以及回避型 / 焦虑型的模式（配对）的描述中，他们发现最后一种模式在临床中最常见。在这种情形下，焦虑型的一方会经常抱怨回避型的一方在情感上的抛弃，而回避型的一方则会抽离，以避免更多的纠缠，同时拒绝对方的依赖。从客体关系的角度来看，双方的不安全依恋的部分客体都投射到了对方身上，并且双方都在依恋的问题上无意识地发挥着作用（Fisher & Crandell，2001；Scharff & Scharff，1991）。回避型 / 焦虑型的依恋模式恰当地描述了萨拉和威廉之间的冲突，这导致他们无法维持他们婚姻的安全基底。

在本章，我通过说明伴侣是如何及为何发展他们的关系，详细阐述了我对伴侣心理的理解。通过加深对依恋现象的理解，我们能够对两个个体间发生的无意识动力 —— 即为什么个体能够无意识地找到一个能够满足其自我需要修复和补偿的部分的伴侣 —— 有更好的理解。

通过了解电影《甜心先生》并深入了解萨拉和威廉的生活，我们希望能够更好地理解二元自我是如何及为何形成的 —— 这是一个能够给双方提供机会，去接纳和疗愈那些关于自我的情感上的创伤和不足的方式，而这些创伤和不足对我们每个人来说都是不可避免的。在本章，我强调了个体对依恋的需要会贯穿一生。对成人来说，婚姻或其他形式的长期亲密关系是一种状态，在这种状态下，个体有机会修正、适应和调整冲突的变化，以及发展性问题和创伤。在下一章，通过借鉴其他研究领域，我将讨论另外一些与伴侣形成有关的因素，这样我们就能更全面地理解，维持一种能够支持自我的丰盈的亲密关系的复杂性。

第 4 章

婚姻与其他的亲密关系:
心理、生物与社会的交互作用

婚姻制度自有历史记录以来就一直存在。然而，在不同的人和学科的描述中，它在定义和特征上的差异相当大。第 10 版的《韦氏大学英语词典》（*Merriam-Webster's Collegiate Dictionary*，1993）将婚姻定义为"为了建立和维护家庭，并使男性和女性进入一种特殊的社会与法律依赖关系而建立的制度"。虽然乍一看，韦伯斯特的定义似乎相当全面，但在当代，我们可能会认为这是过时的、落后的，甚至是恐同的。虽然社会学、法学、宗教和心理学都有对婚姻特征的独特定义和描述，但是这里仍然存在着更多有细微差别的版本，这取决于个人的意识形态和独特的发展史。所有这些因素都会影响一个人对传统婚姻、同性婚姻，以及其他替代形式的伴侣关系的定义和态度，其中，其他形式的伴侣关系为处于长期关系中的伴侣提供了等价的社会价值和法律价值。

在本章，我将通过观察其他学科的视角来理解婚姻制度。虽然伴侣结合过程的心理学模型在理解亲密伴侣的动力系统上极为盛行（不管是已婚的还是未婚的伴侣），但是了解其他学科是如何在理解婚姻上做出促进性作用的，让我们得以对婚姻和同居生活的共性及它们之间的差异，有一个更丰富的理解。

婚姻的法律定义

早年，婚姻被认为是一种交易，在这种交易中，女性被当作可以让男性或其家庭购买甚至交换的财产。这种交易假定女性是从属于男性的，同时女性往往是被男性征服的。它被认为是永久性的，并且只有在配偶死亡时才能有所改变。在那个年代的婚姻，神职人员或宗教仪式的授权并不一定是必需的。虽然现在包办婚姻在西方世界很罕见，但它在其他一些地方仍然存在。

如今，婚姻的法律定义强调男性与女性的契约性结合，这种结合受到国家和法律的认可。除非通过法律途径，否则婚姻不得终止。从法律的角度来看，有一种假设是，婚姻需要两个生命的结合，其中包括对收入、财产和婚内所生子嗣的**共同所有权**（co-ownership）。当代的婚姻通常是在双方自愿的情形下建立的。因为男性和女性在做结婚的决定时通常是平等的，所以婚姻状态不太可能会永远保持下去。因此，当伴侣一方或双方不再希望继续履行他们的契约时，越来越多的人选择离婚作为合法的手段来终止关系。

婚姻的宗教定义

在西方，从宗教的角度来看，婚姻需要通过牧师主持的仪式来完成，牧师的职责是明确伴侣双方的誓言，强调他们在整个生命中对彼此的权利和义务。宗教仪式强调双方必须对彼此做出的承诺的精神部分，包括对性的忠实、忠诚与仁慈。伴侣对彼此做出的承诺还包括与上帝的契约，这是神圣结合的一个附加的约束性特征。

婚姻的社会学定义

从社会学的角度来看，婚姻制度强调夫妻是一个更大的家庭单元的基础，这个家庭的结构是由父亲、母亲和出生在这个家庭中的孩子组成的。家庭单元为孩子提供了其所需的照料、庇护、养育，以及引导和学习的媒介。除了养育孩子的意义外，婚姻的社会学视角强调，家庭单元及其成员都依照角色和预期发挥着作用。尽管当代世界对男性和女性的传统角色进行了重大修正——例如，在外工作的女性数量急剧增加，随之而来的双收入家庭数量也在增加——但是在大多数文化中仍然有对角色的基本预期的残留，即女性被定义为养育和保护孩子的主要角色，而男性要履行养家糊口、保护妻子和孩子的职责。

社会学定义的一个子集是人类学定义。从这个角度来看，婚姻和家庭单元在整个文明发展史上早已存在了。它们于历史中的残留，也许可以用卡尔·荣格（Carl Jung）的**集体无意识**（collective unconscious）概念来解释。与个体的无意识不同，荣格把集体无意识看作心理的一个方面，它不是某个个体独有的，而是全人类共有的。它代代相传，是人类生存所必需的（Jung，1968）。随着家庭单元因孩子的出生而扩大，男性和女性往往会进一步划分、分配和履行他们作为孩子的看护者、供给者和教育者的角色，以从基本上保证孩子的生存、幸福和成长。

婚姻的社会学–人类学观点认为，男性和女性之间的伴侣关系是一个潜在的更大的家庭单元的基础，因为可能会有孩子在这种结合中降生。此外，它还与一个由祖父母、叔伯、姑姨和表兄弟姐妹构成的外延更大的家族单元有关。家族可能会为这对伴侣及降生于核心家庭的孩子提供额外的组织和支持。根据社会学的表述，整个家庭单元都通过婚姻——由法律约束的、有时是由宗教规定的制度，它被赋予作为一个文化实体和一个成人生活阶段的存在——获得了基础、形式、各种功能和角色的指定作用。

婚姻的心理学定义

本书的主题——婚姻的心理学视角——需要一套更广阔的结构和功能。心理学观点并不反对前面的看法。相反，它假定，与其他形式的长期关系不同，婚姻的结构和形式在某种程度上是由先前描述的法律、宗教和社会学方面所规定的，所有这些方面都在赋予婚姻的地位上发挥着关键的和相互支持的作用。例如，婚姻的法律契约为个体提供了对长期关系的期望，如果没有这种期望，关系中的问题和生活中难以避免的问题可能就会破坏这种关系。婚礼的仪式和宗教仪式，包括在朋友和亲人面前说的婚姻誓言，强调夫妻双方对彼此的承诺，进一步加强了双方对婚姻是永恒且持久的关系的期望。

最后，大多数婚姻誓言和宗教仪式中都包含有关忠诚的保证与承诺的声明，忠诚在伴侣的一生中都必须得到尊重，它强调夫妻在遭受疾病侵袭与生活变故时，互相照顾和支持的重要性。如果没有婚姻的社会学、法律和宗教方面来支持家庭单元的基础，家庭生活的稳固性与持久性就会降低，本来可以支持和鼓励孩子的引导、健康、幸福的持久感与安全感也会减少。

虽然我们已经从法律、社会学和宗教的角度描述了婚姻，并考虑到了它们对婚姻的心理学模型的影响，但我们必须强调的是，理解伴侣事实上是如何及为何形成和维持他们的关系的，并不仅限于已婚的夫妻。这个心理学模型适用于所有将自己定义为长期亲密关系的伴侣，不管他们是签下了婚姻的契约，还是被宗教仪式认可。虽然相比于已婚的夫妻，未婚的伴侣可能缺乏契约赋予的持久性，但是建立亲密关系、发展情感联结和维持依恋所涉及的心理动力与无意识过程，在已婚和未婚的伴侣中是一样的，不管是同性伴侣还是异性伴侣。所以，为了我们讨论的目的，我们不会关注一对伴侣是否合法已婚，我们更关心两个人是不是把他们的关系定义为亲密的、独占的和长久的关系。

婚姻与承诺性同居

我们已经确定，通过相互支持的思想体系网络，婚姻已经获得了它作为一种文化制度的地位，所有这些都有助于将婚姻烙印在文化、社会及人类的思想中。然而，随着社会的发展，以及性自由的增加和它的替代性形式的出现，如今婚姻不再像以前那样流行了。年轻人要到很晚才会结婚；有些人选择用承诺性同居这种替代性形式来满足依恋的需要和实现性亲密，不过这至少为关系提供了一些结构，并为伴侣提供了相应的角色期望。

尽管这些承诺性的未婚伴侣发展的心理本质与已婚伴侣相同，但是由于其缺乏法律与宗教制度来支持和明确双方的边界、权利、需求和道德上的义务，因此依然与已婚伴侣有所不同。未婚的伴侣关系虽然有时也会持续很长一段时间，但它们一般都缺乏持久性的基础结构和弹性的品质，当然，也缺乏婚姻所固有的共同所有权的特征。举个例子，承诺性同居伴侣的典型特征是，在分割财务责任的同时，保持个人财产的私人所有权，尽管任何一对伴侣都可能会选择共同拥有一处房产或其他一部分财产作为例外。在美国，除了少数几个州以外，没有任何法律为未婚伴侣提供税收或其他法律上的优待。虽然如今有越来越多的同性伴侣领养孩子，但作为家庭生活的迈进，生小孩这件事依然是不太可能的或更少被他们期待的。

因为没有对未婚伴侣的统一管理，并且通常来说，很少有正式的结婚仪式为他们授权，所以这样的伴侣关系缺乏婚姻被赋予的期望和持久性。而且，由于婚姻制度及其由文化、法律和宗教定义的特征，为可能的家庭扩展提供了一个范式和一种期望，因此，当未婚的伴侣双方在目标方面出现分歧时，他们就更有可能发生冲突。崔西娅和大卫就是这样的一对伴侣。

崔西娅和大卫

崔西娅和大卫是一对 30 岁出头的伴侣，他们参加第一次会谈时迟到了几分钟。当我把他们带进我的咨询室时，我可以很容易地看出崔西娅冷漠的态度和对大卫的愤怒。大卫走在崔西娅身后，不安地瞥了我一眼。他开始为他们的迟到道歉，他说在接崔西娅来咨询之前，他不得不在回家的路上稍作停留。他很快又补充道，他必须在下午车行关门之前取走他的科尔维特。这样一来，他见到崔西娅的时间就晚了，而崔西娅为了来咨询已经取消了下午的工作安排。他知道崔西娅在生他的气，因为她觉得他的迟到代表了他在他们的关系中不守承诺，并且他反对来做咨询。

崔西娅和大卫并没有结婚，但他们已经在一起生活将近两年了。崔西娅是一家大型投资公司的证券经纪人，大卫是一名医药代表。大卫说在过去的几个月里，他们一直在讨论结婚的可能性，但是最近他一直都在想，他们同居的状态很好，结婚是不是真的有必要。他接着说，他和崔西娅的薪水都很高，两份收入足以负担他们去旅行和购买大量奢侈品的花销。

这时，崔西娅打断了大卫的话，她强调说她的生育能力正在衰退，她急切地希望建立一个家庭，这样他们就可以生一个孩子了。在这里，大卫打断了她并补充道，婚姻只需要"一张纸"，而如今开明的伴侣在没有契约或戒指的情况下，依然可以拥有同样的优势。接着，他就同一件事提出了一个略微不同的观点，但那听起来更幼稚、更不真实，他说不管怎样他们都可以生孩子，因为现在的许多孩子都有在一起生活但是没有步入"婚姻陷阱"的父母。

"陷阱"一词的使用吸引了我的注意。我想知道，为什么大卫把婚姻看作陷阱，而崔西娅却认为婚姻是关系发展的进一步阶段。需要注意的是，在结婚前，通常是在订婚期间，大多数伴侣都会一起讨论并坦率地畅想他们的未来，有时候甚至会计划他们关系的发展。在订婚期间，伴侣双方的目标、愿望、不同的期望和分歧通常会变得清晰且明确，并且通常能够得到解决，于是他们可以带着一种共鸣的感觉步入婚姻。

由于在搬到一起住之前，崔西娅和大卫没有订过婚，也没有过对婚姻的讨论，因此他们没有完成伴侣步入婚姻时所做的心理上的准备工作。随着持续的未婚同居，他们的关系加深了，他们的个人目标和愿望也变得更加明确了，但是这些个人目标和愿望之间依然存在分歧。最后，他们在是否应该结婚这件事上发生了冲突，并陷入了僵局，这威胁到了他们关系的延续。

大卫接着说，他在一个离婚的家庭中长大，和母亲及两个姐姐生活在一起。他偶尔会在周末探望他的父亲。当我邀请大卫告诉我他和他家人的关系时，他说他和姐姐们一直相处得很好，但是她的母亲太依赖他人了，并且很难相处。他补充道，在他的成长过程中，他的姐姐们很宠爱他，会满足他的一切需求。但是随着他慢慢长大，姐姐们都离开了家，于是母亲期望他成为"一家之主"，要求他做家里的维修工作、付账单，以及其他一些他现在觉得对那个年龄的男孩来说不合理的事情。他回忆道，他经常听到母亲对他那误入歧途且不负责任的父亲的哀叹，而母亲恳求他做一个"好男人"。

在大卫年轻的时候，他很享受照顾母亲这件事，并且为母亲对他能力的赞誉感到高兴。直到后来母亲坚决反对他离家上大学时，他才开始意识到，她一直在用她的依赖控制他。他补充道，自从他离开了家以后，他就开始思考，母亲的需求和依赖很可能是父亲最终离开她的原因。

这时，我觉得我可以确定他们的关系僵局中的一个基本因素了。我对他们说，我认为大卫很有可能感到恐惧，假如他和崔西娅通过婚姻巩固他们的关系，那么他将再一次体验到自己被困住了——不再是被控制的母亲所束缚，取而代之的是被婚姻所限制，而妻子则无意识地代表了赶走父亲的母亲。我进一步补充道，崔西娅可能也会觉得，除非她在结婚这件事上继续给大卫施压，否则他也会像他的父亲抛弃他和他的母亲那样抛弃她。大卫沉默了，而崔西娅很快抗议道，她一点也不像大卫的母亲，而是一个非常"独立的女性"，她可以很好地照顾自己，管理他们的财务，承担所有的家庭责任，并且不会对大卫提出任何要求。她带着毫不掩饰的敌意，挑了挑眉毛说道："另外，谁才是关系中真正负责的那个人？是当你开着跑车去向你的高尔夫球之旅时，照顾好我们的生活的人，不是吗？"

崔西娅接着解释道，她在一个勤勉且保守的天主教家庭中长大。她一直都非常努力，并且对自己的事业和所取得的成就感到相当自豪。她补充道，在不结婚也不建立家庭的情况下一直和大卫住在一起并且生孩子，对她和她的家庭来说都是不可接受的。虽然她的父母并没有公然反对他们同居，但她知道这与他们的道德感背道而驰。

通过持续的伴侣治疗，大卫和崔西娅解决了他们关于结婚的冲突，最终他们建立了一种更和谐的伴侣关系。大卫修通了他对于被女人套牢的恐惧，崔西娅反过来也减少了要求他结婚的压力。随着崔西娅的紧迫感和对大卫可能会离开她的恐惧的逐渐消退，大卫也变得更加适应亲密关系，并且开始在关系中承担更多责任。他减少了打高尔夫球的次数，卖掉了他的跑车，并在他们做结婚的计划时，开始拥有了和崔西娅同样的兴奋感。

大卫和崔西娅的案例说明了，当两个个体成为一对伴侣时，婚姻本身是如何启动、支持和合法化家庭生活的。他们的情况进一步表明，一对伴侣在是否要结婚上的分歧，可能是更重大的潜在冲突的表现，并最终影响这段关系的生死存亡。随着大卫和崔西娅结婚的压力越来越大，他们的无意识冲突和发展性议题浮出了水面。伴侣治疗有助于帮助他们看清和修通他们成长史中的关键影响因素，这些因素影响了他们在成年后继续向前发展的能力。

正式支持的意义

虽然婚姻是最普遍的长期成人伴侣关系形式，并得到法律、社会、文化和宗教的充分支持和意义赋予，但其他形式的长期伴侣关系也一直存在。尽管这些关系缺乏与婚姻相同的文化地位，但近年来未婚的异性伴侣和同性伴侣越来越被社会所接受，甚至在某些国家和地区已经得到了法律的支持。

已婚的男性和他的情人的长期伴侣关系在世界上的一些地方并不少见。尽管这些关系一定有一些独有的特点，包括隐秘性和伴侣接触的间歇性，但它们与婚姻及其他长期的伴侣关系都依照同样的心理原则进行发展和运作。

在此需要强调的是，纵观历史，成人的长期伴侣关系的规则和规范，已经被婚姻这种形式结构所明确了，这是一种不存在于其他成人亲密关系中的形式结构。这些"规则"以一种无意识的形式运作着，鼓励伴侣双方承担各自的角色，从而引领和支持伴侣及最终形成的家庭，确定他们在社会中的定位。对不符合社会标准的未婚伴侣来说，无论是同性伴侣还是异性伴侣，治疗往往都必须帮助他们明确他们关系的界限和指导原则。尽管婚姻通常都会明确这些，但是仍然有一些表现出冲突的已婚夫妻需要治疗师的帮助，以理清关系的期望、目标和界限。

总而言之，未婚的异性伴侣、同性伴侣，以及情人与情妇之间的关系，有着与已婚伴侣不同的独特特征，尽管影响这些关系的心理动力和依恋原则往往具有相似的性质。对治疗师来说，记住这些东西是很重要的，因为它们可能会影响伴侣关系的稳固性和持久性。下面有关杰克和卡尔的咨询片段阐明了这些特征。

杰克和卡尔

杰克和卡尔，一对快 60 岁的伴侣，因为自卡尔退休后就不断升级的冲突而预约了咨询。他们在一起生活了近 25 年，在这 25 年里，他们因为工作相识并且一直都在同一家公司工作。杰克在几年前就退休了，自那时起，他便开始了一桩电脑软件的生意，以至于他必须把商品放在他们共有的顶层公寓里。尽管这对卡尔来说一直都不太方便，但是他繁忙的行程安排与长时间的不在家，让他可以忍受这种拥挤。而现在，卡尔大部分时间都在家，在他们的公寓里研究他的喜好，训练他新养的狗，于是卡尔觉得再也无法忍受。他恳求杰克在其他地方找一个仓库，但杰克回答，他需要随时拿到这些商品。随着争吵的升级，杰克对卡尔的抱怨不再那么宽容了，终于在一场激烈的争吵中，他愤怒地用拳头打了卡尔。

卡尔解释道，近些年来，他对自己和杰克的关系一直很满意，不过现在，他待在家里的时间变多了，他对不得不放弃对秩序的偏爱感到更加不满。卡尔大约是在父亲去世 5 个月后出生的，是家里的独子。他回想起自己非常孤独的小时候，和他抑郁的、没有安全感的母亲与祖母生活在一起。他说他患有严重的哮喘，并且很难用药物控制。因此，他变得非常依赖他的母亲和祖母。当她们没在身边时，他就会变得焦虑，并引发急性哮喘。

杰克描述了一个混乱的家庭背景。他和母亲及三个妹妹一起长大。和卡尔一样，他的家里也没有父亲。他的家庭生活相当混乱，家庭成员间有着大量的言语冲突。杰克回忆道，他不承担任何责任，并且他可以做任何他想做的事情。如果事情不按照他的意愿发展，他就会生气，在一次家庭的争吵中，他竟然打了他的妹妹，给她留下了一个"熊猫眼"。当我问杰克，他觉得他的家庭环境对他有何影响时，他若有所思地回答，像他小时候那样的以自我为中心，现在可能会令他更难对他人做出让步。

杰克和卡尔在他们公司举办的销售会谈上见面之后，开始了他们的关系。在那几个月里，他们开始时不时地见面。杰克和卡尔一致认为，在他们关系的早期，他们之间发生了相当大的动荡，特别是在杰克追求其他男人的问题上。卡尔对此的反应通常是被动地容忍杰克的行为，同时作为旁观者痛苦地等待他们每次联络的结束。有两次，卡尔患上了严重的抑郁症，需要住院治疗。那两次杰克都回到了他的身边，之后他们决定搬到一起住。他们一起购买了公寓，并平摊了其他账务，包括食物、家具和其他资产。

杰克的不忠再也没有被他们讨论过，尽管在我看来，这是一个未被解决的"毒瘤"，仍然影响着他们的关系。看到他们如此小心翼翼地对待这段历史，我发现自己在想，他们的关系是否有足够的弹性，可以让这个问题被清晰且坦率地讨论。我逐渐了解到，多年以来卡尔一直感到被杰克高度控制着。在咨询中，他愤怒地说："杰克，你一直在掌控着局势，即使到现在，我仍旧在忍受你的这些烂事。"卡尔的话间接地表明了他们关系中的潜在问题。尽管卡尔和杰克已经在一起将近 25 年了，表面上他们的关系是排他的，但多年来杰克一直都坚持着他的风流，而卡尔则在充满怨恨地等着他。杰克认为他们的关系只是同居，但卡尔认为这是一种对彼此的承诺，是排他的。

这对伴侣的问题现在变得清晰起来，他们对伴侣关系有着完全不同的内部规则和价值观，这在某种程度上使他们关系的界限变得混乱。显然，他们的关系没有得到婚姻、法律或宗教契约赋予的地位。而且，和许多同居的伴侣一样，杰克和卡尔并没有明确地讨论过他们关系的界限该如何界定。因此，他们只剩下模糊的期望和参考体系来指导他们维持这种状态。如果长期的伴侣关系中没有这些彼此认同的指导原则，那么悬而未决的人际问题、发展问题和内在的心理问题对关系造成妨碍的可能性就会增加。

尽管杰克的不忠和他们关系的模糊的界限必定是有问题的，但我仍然被卡尔对杰克行为的被动那充满愤恨的容忍所震惊。在这个时候，我问道："那么，卡尔，这么长时间，你是怎么能够容忍杰克的这些烂事的？"作为回应，卡尔开始详细阐述他长期以来对被抛弃的恐惧，这种恐惧是在他和他那指望不上的、抑郁的和病理性依赖的母亲生活在一起时产生的。卡尔说："当我遇到杰克时，我觉得我找到了一个强大且可靠的人。"这时，我的解释是：

> （他）可能只是一个你觉得比你母亲更能保护你的人。但我也认为，卡尔，这么多年来，你一直幻想着如果你容忍杰克的行为，准许他为所欲为，他就不会离开你，这让你已经牺牲了一部分的自己。而你付出的代价是，在保持你的感情的同时，把那些沉重的愤恨也深深埋藏。在经历了一段有价值的职业生涯后，现在你退休了，你可能会觉得想要行使自己的发言权。但如果你做出这种转变，我认为这对你们俩来说都将是一个重大的变化，并且可能需要一些时间来达到某种新的平衡。

在我的干预中，我选择通过间接地指出杰克对信任的破坏，来强调他们关系中的失衡；同时，我谈到卡尔所处的困境源自他对被抛弃的恐惧。

这个咨询片段说明了一些与成人的长期亲密关系的疗愈功能有关的重要特征。迄今为止，卡尔和杰克的关系结构，使他们在成年生活中至少得到一点点满足，尽管卡尔牺牲了自我。他们的二元自我是建立在卡尔显著的依赖需要的基础上的，但在某种程度上，杰克没有能力容纳它。由于卡尔对抑郁母亲的不安全依恋，他对独立生活充满了焦虑，这为他展开了一条通向某种成人伴侣关系的道路，这种关系既能鼓励或维持他已有的自我意识，也能使其向坏的方向发展。他们的情况似乎是后者。卡尔把他不求回报的依赖投射到了杰克身上，而杰克反过来把他的妹妹和母亲所维护的他的自恋特质投射到了卡尔身上。

在他们交往的多年以来，杰克持续地沉浸于混乱的性关系，而卡尔默许了他，并愤恨地等待着。卡尔积极的职业生涯至少在一定程度上支撑了他，让他能够在谋生的同时保有一点点独立性。现在杰克和卡尔已经退休了，他们面临着更多在一起的时光，这要求他们不得不为了他们人生的下一篇章重塑他们的关系。这项任务在某种程度上需要修复旧的创伤，包括卡尔对杰克的背叛和多次打破信任感的愤怒。

如果卡尔和杰克能够解决这些问题，他们的二元自我就会出现新的平衡。伴侣治疗对于帮助伴侣双方在关系中建立一个更加平衡的状态而言是必要的，因为他们能更好地容纳彼此的需求。目前，卡尔是否能通过个体治疗 —— 作为他们现在进行的伴侣治疗的辅助手段 —— 获得一些帮助，仍旧是一个开放性的问题。

卡尔和杰克的案例说明了，伴侣在整个生命周期内遇到的每一个发展性转变，是如何开辟一个崭新的阶段，并带来一个全新的或更大的挑战的，而这肯定要由伴侣双方共同协商。通常来说，伴侣治疗可以通过帮助双方解决导致关系僵局的、存在已久的发展性问题，来帮助他们应对这些转变。这个案例进一步说明了，没有婚姻或其他契约性的结合是如何导致边界的不确定性的，这通常包括缺乏明确的角色、责任，以及对伴侣的期望。尽管卡尔和杰克几乎在整个关系过程中都在同居，并且在表面上一致同意他们的关系是排他的，但是婚姻契约、宗教誓言，以及随这些形式而来的文化身份的缺乏，导致了他们在情感上的亲密关系的弥散。

与生物学的相关性

在讨论了婚姻的社会学、法律和宗教的意义后，有人可能会好奇，为什么一本关于伴侣互动心理学的书，会将生物学变量视为与伴侣形成相关的因素。尽管一些心理学家和行为学家拒绝对行为概念进行还原主义的解释，但我的立场是，只要符合科学目的，从多个角度考量心理与行为活动就是有意义的，包括那些主流科学之外的观点，如法律和宗教。

从生物学的角度来理解伴侣的形成，有助于拓展我们对大脑及其衍生功能是如何在感知伴侣关系和亲密关系上发挥作用的理解。这并非对伴侣关系这个复杂过程的丰富性的精简或简化。尽管从荷尔蒙的生理机能及其意义的角度来探讨长颈鹿或鬣狗在择偶时的繁殖习性是合适的，但对人类来说，由于我们的认知、行为和情感系统的复杂性，以及我们无意识的情感处理能力，这里必然存在复杂得多的研究任务，它们永远不该被简化为有关大脑解剖的、荷尔蒙的或神经递质的。

爱与长期亲密关系之间的神经生物学关联

浪漫吸引：第一个组成部分

神经科学家最近为我们理解伴侣的结合和形成的不同方面做出了贡献。有人可能会认为，这些发现在临床环境与伴侣的实际工作中的效用不如行为学的发现。然而，一个理解伴侣形成的生物学基础（包括性欲、吸引，以及荷尔蒙与神经递质的影响）的临床医生，能够对伴侣如何与彼此发生联结有更深的理解。

如果单从生物学角度来考量性和浪漫之爱，很显然，没有人能够充分解释爱的体验是什么。例如，力比多是一个假想的概念，它促成了我们所了解的吸引现象。然而，由力比多及其生物学基础驱动的性兴奋，并非与吸引、浪漫或依恋同义。相反，所有这些因素都只是伴侣关系形成的组成部分，没有任何单一的因素可以解释伴侣是如何走到一起或未能维持亲密的伴侣关系的。

海伦·费舍尔（Helen Fisher）是一个人类学家，也是一个在浪漫行为领域备受尊敬的研究者，在她的职业生涯中，她致力于研究性欲和吸引的神经生物学基础，利用脑成像技术来区分这些状态和它们的微妙变化（Fisher，2004；Fisher，Aron，& Brown，2005）。在一系列的研究中，她和她的合作者探索了与爱和浪漫体验有关的神经机制。她的典型范式包括使用**功能性磁共振成像**（functional magnetic resonance imaging，fMRI）技术来研究当被试接受与他们的亲密伴侣有关的各种刺激时，大脑的不同区域是如何被激活的。

在一项研究中，费舍尔和她的团队考察了早期强烈的浪漫之爱。她的研究维度包括对所爱之人的侵入性的强迫性思维、对那个人的感同身受、对情感结合的渴望，以及对与那个人发生性接触的渴望。研究人员运用 fMRI 技术，让被试观看所爱之人的照片并接受大脑扫描，以评估大脑的哪些区域被照片刺激所激活。研究发现，激活主要发生在**下皮层**（subcortex），尤其是右侧**中脑腹侧被盖区**（ventral tegmental area，VTA）和右侧**尾状核**（caudate nucleus）区域。尾状核是爬行动物大脑中的一个与注意力和获得满足的动机有关的区域。它也是大脑中参与辨别刺激、偏好和期望的区域。研究还发现，根据与前测的对比来看，被试对爱人的热情越强烈，尾状核的活跃度就越高。

费舍尔和她的团队还发现，中脑腹侧被盖区这个大脑中富含**多巴胺受体**（dopamine receptor）的区域，在被试看到他们各自伴侣的照片刺激时被激活。多巴胺广泛分布于大脑的不同区域，并且中脑腹侧被盖区已然被证明在膨胀、快乐与兴奋状态的感受方面起着重要作用，其庞大的神经网络为大脑的其他区域，包括尾状核，提供了通讯的通道。从这些发现中，研究人员得出结论，这个丰富的交互网络很可能包含了生物学所定义的浪漫之爱的核心体验的动机系统。他们还提醒我们，这种生理唤起模式类似于体验成瘾的被试的大脑激活模式，并且与力比多或性冲动，以及性唤起不同（Fisher et al.，2005）。

伦敦的研究者巴特尔斯（Bartels）和泽基（Zeki）也使用 fMRI 技术来观察这些相同的现象，他们发现神经活动发生在尾状核。但与费舍尔不同的是，他们在**岛叶皮层**（insular cortex）和**前扣带回**（anterior cingulate cortex）发现了激活。在比较这两组研究时，我们发现了一个有趣的差异。费舍尔的研究对象的平均恋爱时间为 7 个月，而巴特斯和泽基的研究对象的平均恋爱时间则为 2 ～ 3 年（Bartels & Zeki，2000）。有研究证实了费舍尔的数据，同时偶然发现了更持久的恋爱关系也会激活大脑的其他区域。

后来，费舍尔重复了她的研究，但是改变了被试的恋爱关系的时间长度，并证实了那两个英国人的研究发现。那么，这两个研究团队是否已经发现了一种神经类似物，可以解释当爱情出现、发展和持续时，大脑中发生的事情？基于这些发现，费舍尔认为，由于前扣带回是大脑中情感、注意力和记忆交汇的区域，并且心智化这一准确评估他人心理状态的能力也在此发生，因此，大脑可能通过记忆、注意力和情感的糅合，来确立长期之爱的神经模板，就其性质而言，其与更纯粹的新鲜之爱的情感驱动体验有所不同。

性欲：第二个组成部分

虽然吸引的生物学基础是爱的体验的一个特征，但是我不太确定读者是否忘记了欲望也是非常重要的。这里的欲望指的仅仅是个体对性满足的渴望。尽管从生理学的角度来讲，它与血循环中**睾酮**（testosterone）含量的增加有关，但它也依赖于其他因素（Edwards & Booth，1994）。当服用**雄性激素**（androgen）以增强性欲时，人们并没有感到更多性吸引和坠入爱河的倾向（Nyborg，1994）。此外，有研究表明，性冲动或性唤起的容易程度依赖于许多因素，包括雄性激素和**雌性激素**（estrogen）的平衡，其他相互影响的生物系统，对自我的态度、对身体的感觉、性的发展性体验，以及诸多环境因素和社会因素（Fisher，2004；Fisher，Aron，& Brown，2006）。

根据所有的研究，费舍尔和她的同事得出结论，尽管性欲和浪漫吸引之间存在相互作用，但是在大脑系统中却表现出明显的差异。在综合考量了生物学资料与行为报告之后，她总结了如下差异（Fisher et al.，2006）：

- 性欲专注于一个特定的目标，即与另一个个体的性结合；而浪漫吸引专注于一个不同的目标，即与另一个个体的情感结合；

- 性欲通常指向一群个体，而浪漫吸引则聚焦于一个特定的个体；

- 性欲在得到满足后往往会暂时平息，而浪漫吸引不会随着性交而消退，并且经常会持续几个月，甚至几年。

尽管大脑的各个系统及其相关系统似乎将性欲与浪漫吸引区分开来，但主观上它们未必是可以被如此区分的。例如，当一个人被自己的伴侣吸引时，性欲反应往往更容易被唤起。在这个部分，费舍尔给了我们一个生化方面的解释，提醒我们浪漫吸引的多巴胺的增加会导致血循环中睾酮（男女的性欲激素）含量的增加。另一种神经递质**去甲肾上腺素**（norepinephrine），可能也会在浪漫之爱中发挥作用，因为它也会增加睾酮的分泌，并在增强性欲的同时抑制血循环中的**血清素**（serotonin），血清素是一种神经递质，它的降低与强迫性思维有关。由于在血清素减少时，去甲肾上腺素会增加，因此现在我们可能找到了一种类似于强迫性思维的神经化学物质，它是浪漫之爱的常见特征。

费舍尔推测，对于那些服用**选择性血清素再摄取抑制剂**（selective serotonin reuptake inhibitors，SSRI）类别的抗抑郁药物的人来说，同样的化学物质导致了性欲的减弱，并且服用这些药物的人也通常会说，它也可能是在对伴侣的性兴奋和强迫性思考减少时导致情感减弱的原因（Fisher，2004）。我们已经观察到，在服用 SSRI 的病人群体中，增加多巴胺和去甲肾上腺素的附加药物有时会影响性欲的增强（Fisher et al.，2006）。我们再次注意到爱情体验的情感状态、其潜在的大脑结构，以及与其相关的神经化学事件之间的复杂的相互作用。

最后，尽管我们已经对比了性欲和浪漫吸引，强调了它们之间的复杂的相互作用，但研究者同时也在研究更具体的性唤起机制。尽管**一氧化氮 – 环磷酸鸟苷**（nitric oxide-cyclic guanosine monophosphate）的神经体液通路似乎与男性和女性的性准备所需的血流量增加有关，并且能够通过补充雄性激素治疗得到增强，但是在与实际的性唤起进行对照时，它们之间却显示出普遍较差的对应关系（Pfaus & Scepkowski，2005）。

这些发现可以解释，为什么即使对性功能障碍进行了相当积极的药物治疗，通常包括补充雄性激素、使用女性荷尔蒙替代物，以及使用药物来增强一氧化氮通路，那些电视广告中描述的积极疗效也未必会呈现出来。这些发现再次强调了主观心理状态和生物学之间的相互作用的复杂性。只用药物来治疗性功能障碍，并不一定会产生那些医药商想让我们相信的积极效果。与之相对，心理治疗师必须考虑到病人或伴侣关系问题的复杂性，包括每个人的无意识的和发展性的体验，同时在伴侣关系的背景下来处理这些亟待解决的性问题。

依恋：第三个组成部分

我们知道，随着关系的持续和发展，关于新的爱恋的强迫性思维会随着时间的推移而减弱。随着亲密关系及随之而来的亲密感的加深，安全感会逐渐出现，对陪伴的渴望会取代对新的爱恋的急切感和着迷。依恋，一个我们在前面的内容中提到的现象，是爱的体验的第三个组成部分，并且是关系走向长久的必要条件。对于这些持续的浪漫关系，复杂的依恋过程会随之而来，从生物学的角度来看，这些依恋过程之间存在着不同的神经系统关联。但在这里，我们再次发现，依恋与性欲和吸引有重叠的部分。在前面的内容中，我们讨论了伴侣结合的特征；现在，我们将研究依恋的生物学相关性，同时澄清其与性欲和吸引的区别。

在试图从生物学的角度来研究人类持久关系的显著特征时，一组研究人员考虑到了那些已经被认定为一夫一妻制的动物物种。通过研究那些与人类依恋类似的动物的配对行为，研究人员发现了一些与依恋有关的生物学机制。

催产素（oxytocin）和**抗利尿激素**（vasopressin）是在**下丘脑**（hypothalamus）结构和性器官中产生的激素，它们与依恋行为有关。再一次，海伦·费舍尔报告了一组科学家的一项研究成果，他们将抗利尿激素注入雄性草原田鼠的大脑，这种啮齿动物在它们的整个生命周期内都是一夫一妻制的。随着血循环中抗利尿激素含量的增加，雄性田鼠开始表现出对雌性田鼠的占有欲，同时保护雌性田鼠周围的空间不受其他雄性的侵犯。然而，当抗利尿激素在这些动物体内被抑制时，它们就会抛弃先前与之配对的雌性田鼠，不加选择地去寻找与其他雌性田鼠交配的机会。然而，科学家也发现，交配本身会导致抗利尿激素的上升，这也会增加可观测到的配对行为。

这些发现再一次证明了性行为和伴侣结合行为之间复杂的相互作用，即使对动物来说也是如此，这就引发了更多的问题。例如，难道只有抗利尿激素能够促进一夫一妻制、伴侣结合，以及依恋吗？毕竟，交配发生在整个动物界，但是只有一些物种是一夫一妻制的。尽管如此，费舍尔依旧推断，抗利尿激素至少是一种促进了某些物种的一夫一妻制和父性行为的激素，并且可能对人类的依恋有所影响（Fisher，2004）。

催产素是一种在下丘脑、**卵巢**（ovary）和**睾丸**（testicle）中产生的激素，与依恋现象有关。它也是与母性行为有关的激素，包括母亲对婴儿的强烈的爱和保护欲。在性高潮和性前戏中，女性显示出催产素的增加，男性则显示出抗利尿激素的增加。在回顾这一研究时，费舍尔再次告诉我们，这些神经化学变化可能会促进亲密感，这种亲密感在性交期间和性交后尤为明显，类似于母亲在哺乳期间与婴儿的亲密和融合体验（Fisher，2004）。

在总结这些研究性欲、吸引和依恋的神经生物学基础的文献时，我们发现，有不同的大脑结构和生化事件伴随着这些爱的体验的组成部分。不管怎样，不同的情感状态与神经生物学事件之间有一种复杂的相互作用，同时它们也与环境条件、身体内部的生物事件、与他人的关系、对自我的感觉，以及伴侣关系中的自我（我称之为二元自我）相互影响着。

神经生物学研究的临床意义

考虑到上述变量及其复杂的相互作用，我们再次确认了，大脑是一个完整的系统，并且其整体要比各个部分的组合复杂得多。此外，了解这个系统有助于我们理解整个行为科学领域、心理治疗的作用，以及相互作用的心理状态。一个人对性唤起、性欲、吸引和依恋的生物学差异的意识，能够使其在咨询室里遇到各种各样的、复杂的关系问题时，提高临床敏感性和熟练度。

苏珊和利奥

苏珊和利奥被他们的牧师推荐前来咨询，牧师觉得他们需要治疗的问题超出了他所能提供的服务的范围。苏珊最近发现利奥一直在浏览色情网站。虽然从道德或精神的角度上看，她对此并没有什么特别的评判，但是在考虑到他们在性关系中遇到的问题时，这件事就有了严重的影响。苏珊说，多年来，他们的性关系不管在频率方面还是在质量方面都不尽如人意。利奥存在勃起困难，并且很难维持勃起状态。当她发现利奥经常浏览色情网站时，她问利奥在看了这些之后是否能够勃起。利奥对此的肯定回应立即引起了苏珊的愤怒。随后在他们打给牧师的电话中，牧师推荐了他们前来咨询。

苏珊怒不可遏，并强调了她所感受到的背叛。她的眼泪和逻辑清晰的论调交替着出现，她说利奥拒绝她是因为他选择了"丰满的色情明星"，而不是她。她强调道，那种感觉就好像她输掉了这场比赛，而那个女人，利奥甚至都不认识。

利奥在苏珊的指责声中静静地坐着，看着地板。他让我想起了一个学龄期的孩子，因为不道德的过错而被父母责骂，同时又感到愤恨。当询问到他们的背景时，我对他们的关系中存在已久的问题有了更清晰的了解。多年来，苏珊一直在生利奥的气，她觉得他缺乏"浪漫的功能"。她说，利奥在性爱中非常笨拙，而且很少花时间让她性兴奋起来。这个时候，利奥从他那烦躁的沉默中爆发了，他说不管什么时候他触碰她，她都对他所做的行为表示抗议。"不管我触碰她哪里，要么就是地方不对，要么就是太粗暴或太害羞，要么就是时机不对 —— 我赢不了。"利奥以一种恼怒的语气说道。苏珊静静地坐着，看上去对利奥的言辞感到很震惊。

我暗地里想知道利奥以前是否曾经对苏珊表达过他的抱怨。看到他在苏珊讲话时被动的样子，我敢肯定他没有表达过。这时，苏珊依旧保持着沉默，她被利奥的坦率吓到了。突然，利奥停了下来，好像注意到了自己拥有发言权，而其他人在听他讲。我担心他会再次停下，于是鼓励他说："利奥，请继续下去。我觉得你还有更多想讲的。"接着，利奥说他一直很喜欢苏珊。他说，他为拥有这样一个美丽的妻子感到特别骄傲，她在事业及许多其他方面都非常优秀。他补充道，他常常想苏珊为什么要嫁给他，她并不需要他，因为她的薪水要比他高得多，而且毫无疑问的是，她能够吸引更帅的男人。

苏珊插话道，她仍然对她所听到的信息感到惊讶。她的行为举止现在变得更加富有同情心了。她说："利奥，在我们结婚之前，你似乎对自己更自信，即使是在性爱中也是如此。我不知道这些年来你的内心发生了什么变化。"我注意到，出于某种尚不明确的原因，利奥和苏珊好像建立了一种这样的二元自我，苏珊是更有能力的伴侣一方，而利奥已经变得不那么有能力了。这代表了一种转变，在他们在一起的这些年里，在他们逐渐发展起来的关系中。当苏珊在关系中不断进步时，她对利奥越来越失望，而利奥则一直无法保持自己既有能力又有男子气概的感觉。虽然苏珊试图以激励的名义继续表达着她对利奥的灰心和失望，但是她反而建立了一种贬低他的模式，致使他的自尊水平直线下降。

尽管苏珊和利奥经久不息的斗争将会得到解决，但是以色情作品为中心的危机现在似乎正威胁着他们婚姻的延续。一旦他们对此有了更多的理解，我们就能继续关注由二元自我导致的更长久的问题，即苏珊成了更有能力的伴侣一方，但是是以牺牲利奥的潜能和自尊为代价的。不过，首先我必须处理苏珊固执的信念，即利奥对色情作品的沉溺是对她和他们关系的背叛。如果这个问题成功地得到解决，他们的关系危机可能会得到缓解，并能够为接下来的治疗铺平道路，以解决他们二元自我的动力，以及其对利奥危在旦夕的自我感的影响。

想到性唤起和浪漫吸引之间的神经生物学对比，我转向苏珊，用一种确信的语气说：

> 苏珊，我觉得对你来说，听到利奥告诉你的话很重要，但我不确定你是否在听。首先，利奥对你的赞美和你对他的吸引，都令我颇为触动。很明显，他非常想要取悦你，尽管他觉得自己做得不是很好。我认为重要的是去看到这个事实，即他对你的尊重、赞美和被你吸引，与他很容易就能被色情作品激发性唤起之间存在显著差异。它们不是一回事，也不应该被认为是一回事。说到这儿，利奥，我还觉得虽然你非常欣赏苏珊，但不知怎的，在这段关系中你失去了作为一个有能力的、有男子气概的人的感觉。因此，你把性兴奋和性需要从对苏珊的着迷、欣赏和爱中分裂出来，并转向了色情作品。随着我们继续深入地理解这些问题，包括你是如何在与苏珊的关系中失去了自我感的，我希望我们能够一起努力把这些重新拼合起来。

通过提供这个有些啰唆的、为了处理这对夫妻最紧急的危机的逐字逐句的干预，我试图说明，伴侣系统中的各个组成部分的神经基础的知识是如何在治疗中被运用，并为伴侣提供心理干预的。在从神经生物学的角度来考虑利奥对色情刺激的使用时，我能够帮助苏珊和利奥减轻他们的愤怒和羞耻，同时向他们展示利奥对色情材料的性兴奋是如何与他们的婚姻关系的整体质量混杂在一起的。对苏珊来说，这无异于对她的背叛。我的干预也引入了他们的二元自我的长期存在的问题，包括利奥在他和苏珊的关系中难以保持自我感的问题。探索他们之间的相互投射过程，很可能会是治疗的下一步。

最后的思考

在本章，我们认识到了治疗师对伴侣有广阔视角的重要性，包括对适用于伴侣关系和婚姻的各种思考的多方面理解，如生物学的、法律的、宗教的，以及与关系有关的社会学的和心理学的原则。全面地理解这些原则，可以使治疗师在与伴侣工作时，有更多的技术手段和干预手段，这为治疗师提供了更丰富的对亲密伴侣关系的理解。

最后，在考虑到爱的体验的生物学成分（包括依恋、性欲、吸引和性兴奋）时，我们要记住，前来寻求治疗的受困扰的个体、伴侣和家庭，都是人类大脑系统崩溃的真实而鲜活的例子。正是因为我们的心理治疗工作，我们可以帮助病人建立和加深对认知－情感的洞察，并帮助他们走向大脑回路的重新整合。

第 5 章

性在成人伴侣关系中的作用

毋庸置疑，不管是未成年人还是成年人，他们都着迷于性这个主题。即使这种兴致被防御的变迁所否认，性仍旧对人及其关系发挥着深远的影响 —— 有时是因为试图移除对它的否认或压抑。虽然小孩子的认知还不够成熟，不足以全面认识其意义，但是我们可以在他们的行为和他们与同龄人及兄弟姐妹的交谈中看到性的影子。当孩子进入学校时，我们能观察到他们感兴趣的东西发生了变化，甚至他们所谈论的东西也发生了变化，因为他们接触到了存在于家庭之外的色彩斑斓的社会环境，包括他们即将遇到的每个人的与性相关的无意识内容。从婴儿期开始，从童年期到老年期，性持续不断地发挥着作用。即使随着时间的推移，性驱力的强度发生了变化，性也依旧存在，并且持续地对人类的动机发挥着无可回避的影响。

通过对奥格登、奥托·科恩伯格（Otto Kernberg）、查塞格特 – 斯米格尔（Chasseguet-Smirgel）和其他人的一些重要的理论贡献进行思考，我们将探讨性 —— 主要探讨它对伴侣的主观意义、地位和重要性。我们将讨论性如何增强伴侣关系，同时又有可能破坏它甚至摧毁它。我们将详细阐述性伴侣关系是如何被伴侣无意识地建构的，以及它是如何作为一种二元自我功能而发展的。最后，我将通过案例研究来说明，对伴侣性行为的无意识含义的理解是如何为治疗师在与伴侣工作的过程中帮助伴侣做出改变提供指导的，这些改变对二元自我来说也许是必要的，并且最终能够拯救关系。

伴侣的性意识是伴侣双方的个体性意识的无意识结合，包括他们的心理史、性格结构、内部客体、防御机制和俄狄浦斯结构。在伴侣双方的无意识中，还存在着父母和祖父母的性意识，以及他们的家族遗留下的遥远的发展性前置因素（Bowen，1978；Kerr & Bowen，1988）。伴侣的性意识是一个非常复杂的存在，其复杂性远远超过上一章所讨论的荷尔蒙和其他生物学因素。

随着公众对人类的性越来越感兴趣 —— 或许是起源于一个多世纪以前西格蒙德·弗洛伊德的杰出研究，以及多年后阿尔弗雷德·金赛（Alfred Kinsey）、马斯特斯（Masters）和约翰逊的工作 —— 西方世界已经开启了一场性革命（Freud，1905；Kinsey，1948，1953；Masters & Johnson，1966）。浏览任何一家书店或图书馆，你都不可能不注意到医学、健康、心理学和自助部分的书架上摆放着大量的图书和性指南。这些作品中包含的误导性的信息是，适当的性技巧，包括创新性的性活动，结合美酒、诱人的内衣和芬芳的蜡烛，将带来性和关系的幸福。然而，临床证据表明，事实并非如此。

在本章，我将着重说明，伴侣间彼此满意的性行为是如何像关系的黏合剂一样发挥作用的；私密和专属的物理 – 肉体部分，跨越了心灵与躯体的鸿沟，形成了精神分析学家所说的**心身伙伴关系**（psychosomatic partnership）（Scharff & Scharff，1991）。我将通过论证做自己和做伴侣之间的至关重要的平衡支配着关系的满意度，来展示伴侣的心理功能是如何影响性关系的，反过来，伴侣的性功能质量又是如何影响伴侣的关系和心理功能的。

性的视角

在上一章，我通过区分浪漫吸引、性欲、性唤起和依恋的神经关联，研究了恋爱关系的个体特征。在本章，我将把伴侣的性看作一种主观体验的完形状态来考虑，对伴侣中的个体和作为整体的伴侣来说，性都充满了无意识的含义。通过梳理伴侣性行为中的个体意义的部分，对伴侣的主观性的关注构成了心理治疗师的工作。一个病人或一对伴侣可能会表现出一种对性兴奋和性满足的压抑，这主要是因为与异性父母之间未解决的俄狄浦斯问题；另一个病人可能会表现出类似的症状，作为对亲密的防御，与其伴侣保持一个安全的距离，因为对方会被无意识地看作不被允许健康地分离的父母。在后一种情况下，压抑防御了对心理融合的恐惧。

在本章，我将扩展我们对性的理解，考虑性对伴侣的无意识意义，以及它是如何支持或阻碍伴侣关系的发展，同时维持着全部关系的和谐，就像一台生物心理计算机一样监控着伴侣的心理健康的。通过临床案例，我将说明不同的伴侣是如何建构他们的二元自我的。有些人将性与轻松和舒适整合在一起，另一些人则因为一种能够摧毁激情、承诺和永恒的预感而持续地感到不满。

尽管外行通常会认为（有时候治疗师也是如此），性一般是令人愉悦的，因为它涉及身体的性敏感区，但是我们不能断言，对所有前来接受治疗的个体或伴侣来说，性行为或触觉刺激的任何一个方面都预示着舒适或情欲。有时，这些普遍愉悦的假设会导致治疗师使用行为技术来对性问题提出建议或进行治疗，而这些技术与伴侣的关系问题、无意识的含义，以及它们对伴侣性功能的影响相隔甚远。在这种情形下，治疗的结果往往是令人失望的，或者至少是疗效短暂的。相反，对伴侣性行为的无意识层面的理解，以及对其组成部分和原始含义的理解 —— 而非对知觉品质和性兴奋模式的孤立的关注 —— 必定会成为治疗师治疗伴侣及其性议题的工作领域。

汤姆和朱蒂

汤姆和朱蒂都是年近 40 岁的内科医生，他们已经结婚两年了，并且两个人之前都结过婚。他们有一个 4 岁的女儿，她是朱蒂从上一段婚姻带来的。他们的问题集中表现在朱蒂想要尽快生另一个孩子的愿望上。他们的紧迫感源自意识到朱蒂能够安全生育的时间不多了。此外，他们还想再要一个孩子，这样他们的女儿就可以有一个兄弟姐妹一起长大；汤姆和朱蒂都是独生子女，他们都回忆起自己在成长的过程中希望有一个兄弟姐妹的渴望。

尽管汤姆同意朱蒂想要孩子的愿望，但他无法维持勃起状态，而随着时间的推移，朱蒂退缩了，以此来避免感受到被他拒绝。迄今为止，成功且愉悦的性爱已经变得非常罕见，以至于两个人都担心朱蒂不能怀孕了。汤姆就他的问题咨询了一连串的泌尿科医生，而朱蒂去看了妇科医生和内分泌科医生，最近还去看了一位精神科医生，这位精神科医生给她开了 SSRI 药物，因为他觉得她抑郁了。最近，他们咨询了一位性治疗师，这位性治疗师给他们提供了一系列的"性爱技巧"，但是都没有什么用。如今，他们对彼此，以及他们所咨询过的专业人士都感到灰心和沮丧。

汤姆和朱蒂的表达都非常清晰，并且他们都很聪慧；很明显，他们使用缺乏情感的和枯燥乏味的概念来讲述他们的家庭和成长史的细节，并使用临床术语来描述他们的问题，以掩盖他们的情感。在会谈期间，他们没有看对方，当他们说话时，他们也很少提及他们目前的关系。相反，他们谈论他们的生理功能和生殖器，就像医疗口述一样。我认为，他们使用医学名词和行业术语可能是为了用他们的学识给我留下深刻的印象，同时也是在阻止我靠近他们，就像他们彼此保持距离一样。

尽管起初他们的描述很吸引人，但我很快就体验到一种倾向，即我从他们冗长的和过分呈现性功能的细节描述中分心了。朱蒂生动地描述了她为了解决自己在性功能上的问题所用的各种各样的激素的和局部的治疗措施，而汤姆则详尽地描述了他的阳痿，以及他服用西地那非所产生的各种各样的副作用。他们的这些试图自救的描述听起来就像一本医学教科书，而他们关系中的情感及他们性生活中的激情则显得相当匮乏。于是我有了这样一个印象，即汤姆和朱蒂通过生殖器功能和生物学功能联结着，而不是以一种真正的情感和爱的方式联结着。我从他们详尽的描述中分心，似乎代表了他们将作为夫妻的枯燥无味，以及他们的生殖器与情感生活的情感割裂投射到了我身上。

当我最后反馈道，他们所谈的大部分内容都是他们的身体功能、他们与专业人士和在先前的治疗中的经历，而不是他们的关系和对彼此的感受时，他们两个都怔怔地看着我 —— 从我见他们以来第一次沉默。突然，朱蒂怒火中烧，并尖酸刻薄地说道："哎呀，这和感情有什么关系呢？"

当时我很错愕。这两位聪慧且训练有素的内科医生似乎认为，他们的性是独立于心理功能存在的。尽管我还没有充分了解他们的情感生活，没有领会他们作为一对夫妻的动力学功能，但是很明显，这两个人是以无意识地认同隔离情感的方式来发展他们的二元自我的性维度的，如果他们能找到正确的生理干预措施，那么他们的生殖器最终就会有反应。将情感从他们的二元自我中剥离出去，也就难怪汤姆和朱蒂的性功能存在问题了。

面对朱蒂的防御，我突然感到有些担忧，不知道该如何继续与这对情感匮乏的夫妻一起工作。我预期朱蒂会进一步否认，可能还会有更多不加掩饰的敌意。我大胆断言："实际上，最重要的就是，性更多的是关于情感的，而不是关于生殖器的！生殖器只是解剖学的一部分，是人们用来表达柔情和对彼此的热烈情感的。"对两位受过教育的内科医生来说，我给他们的回应似乎有点奇怪，但是，我必须做出一个大胆的干预，让他们知道他们是如何从他们的关系中把情感剔除出去的。

幸好，汤姆这时做出了回应，他说他最近刚刚和一位医生朋友谈过，这位医生朋友也暗示"阳痿有情感基础"。我刚从朱蒂那觉得性中的情感是无关紧要的言论中缓过神来，便再一次被惊讶到了——这次是因为，汤姆看起来好像发现了他朋友的言辞是一个新的、有启发性的观点。我想，也许接下来，有他的朋友作为我的盟友，我们可以取得一些进展了。

汤姆最终有些试探性地转向描述他的家庭背景。他说，他在酗酒的父母手中经历了大量的身体虐待，有一次，他被送到一个寄养家庭，直到他的父母能够向法庭证明他们已经康复，并且能够再次照顾他，他才被送回家。这时，朱蒂补充道，从童年中期到青年期，她一直被继父性侵。直到她进入大学，性侵行为才总算停了下来。

汤姆和朱蒂都觉得他们的第一段婚姻延续了他们的创伤。汤姆描述自己受到了第一任妻子的言语虐待，而朱蒂觉得自己曾被前夫奴役，被迫违背自己的意愿与前夫发生性关系。汤姆和朱蒂在教堂相识，然后慢慢开始约会，他们同意为彼此留出必要的空间，以保证双方都不会在关系中再次受到创伤。他们所商定的为了自由和空间的解决办法，虽然意图是好的，并且将他们在关系中爆发冲突的可能性降到最小，却导致了他们的亲近和亲密之门几乎完全关闭。消除这种可能性带来的副作用是，他们的二元自我被削弱，所有的激情也被杀死。

经过四年的夫妻治疗，汤姆和朱蒂逐渐发展出一种相互满意的性生活。对他们的治疗主要聚焦于解决他们对攻击性的共有的恐惧，同时帮助他们降低在相互接触、爱抚，以及最终的性交等各个方面的敏感性。在治疗结束两年后，我收到了一条他们的信息，朱蒂生下了一个女孩儿。

性、爱和理想化

虽然性有其生物学根源，并且明确地与神经系统和神经激素存在相关性，但它也是一种心理现象，是亲密伴侣关系的基础。要理解性及其对伴侣的影响，我们需要从性的人际维度和内在心理维度来讨论。即使是对那些没有明显冲突，却将性从他们的关系中剥除的伴侣来说，性的缺失依旧反映了一些值得注意的限制因素，包括亲近，以及频繁的对自我和肉体的负面感受。在关系中，一方或双方共有的无意识冲突，往往是大量存在的，即使是在将性从关系中驱逐出去这个解决方案——以减弱关系中的亲密感，有时还

有焦虑 —— 成为双方的无意识共谋的时候。

奥托·科恩伯格（1995）将成熟的性爱定义为，在与一个特定的人的关系中的性欲或情欲的延伸。科恩伯格与我的中心论点一致，即这个人是依照无意识的关系脚本，以及意识中的对未来的期望和目标来进行选择的，二者共同形成了一个**联合自我理想**（joint ego ideal）。科恩伯格的联合自我理想概念，是将两个人看作一个联合的存在，其中每个人都对对方和双方的未来做出承诺，它强调了双方做出将这段关系定义为长期关系这一意识上的决定的相互性。

相反，我认为这种联合自我理想，包括对对方和双方的未来的承诺，是二元自我的一种功能，双方都无意识地将自己投射到这个联合的存在中，同时也有意识地传达对未来的理想和价值观。这些价值观和目标通常包括生孩子的计划，以及共同建造一个安全的、信任的、相互依赖的家庭。这些特征最终决定了在婚姻或承诺性伴侣关系中获得的依恋的质量。

大卫·萨夫（1998）强调了两个人在从单身生活和随意的约会时期，过渡到排外的长期伴侣关系和随之而来的性关系时，必须做出的一些发展性的改变。实现这些改变涉及双方心理内部的变化，其中吸引、性欲和依恋是与相互的理想化结合在一起的。对萨夫来说，这个理想化包含了从伴侣关系到关系外部的"反力比多品质"的共同投射。

根据费尔贝恩的心理功能的内在心理模型，萨夫将反力比多特征定义为带有攻击性或拒绝的内部客体关系，这种内部客体关系无意识地将伴侣与过去由他人构成的关系表征联系在一起。然后，双方通过否认和压抑对彼此的负面印象，包括攻击性和无意识的恨，将它们投射到二元关系之外；好的和可爱的品质，以及伴侣关系的力比多特征，则被牢固地容纳在二元关系中。

在先前存在的分层级、有组织的负面情感状态的影响下，由于自我、他人及二元自我的反力比多特征都被移除至关系之外，先前存在的积极情感状态的力比多特征占据了主导地位。伴侣将彼此体验为理想化的，没有缺点或瑕疵，几乎在各方面都很完美。接近对方是为了让自己感到安全、完整和完美，两个人都会持续地作为镜子，反射出彼此的美德和理想品质。

去理想化

要想保持爱情，伴侣双方必须能够维持力比多品质的主导地位，同时通过分裂、否认和压抑的方式，来与反力比多品质保持安全距离。从操作上讲，这体现在伴侣双方有能力和意愿忽略关系中难以避免的愤怒、缺陷和冒犯，同时保持关系中的性欲和爱的特征。

然而，伴侣双方在抚养孩子和处理生活事务的同时，还要继续协商各种感受与情感，随着时间的推移，日常生活所带来的损耗会使许多成年人与伴侣的情感资源和自我力量逐渐耗竭。这些日常生活的刺激所带来的压力，可能会扰乱二元自我，有时还会扰乱整个家庭系统，使那些曾被压抑和被投射于关系之外的反力比多品质死灰复燃（Dicks，1993；Fairbairn，1944）。在某种程度上，这些反力比多特征被重新激活，并在伴侣间被发现 —— 也就是费尔贝恩所说的**压抑的回归**（return of the repressed）—— 于是夫妻或伴侣之间的不和谐就更有可能出现了。

当哈里遇到萨利

哈里是一名 55 岁的已婚男子，他打电话来为自己预约咨询。我们是在等候室见到的，他带着勉强且不自在的笑容，握手时没什么力气，掌心里全是汗。他显然很焦虑，会打断自己的讲述，好像在寻找一个点，以告诉我他的困境。他反复将目光从地板转移到我的眼睛上，好像是在请我指导他该如何开始。我向他保证，他不必担心他所说的内容，因为我会倾听，并且会在感觉合适的地方提问。终于，哈里说他不能确定他的焦虑和抑郁是从什么时候开始的，因为他在早年生活的大部分时间里都很焦虑，直到他离家去上大学为止。最近，他似乎体验到焦虑增多了，但他不清楚为什么。他接着说，他第一次遇到萨利是在上大学的时候，毕业后不久他们就结婚了。他说，在大多数时间里，他对自己的婚姻都是满意的，直到最近情况开始改变了。

他们的四个孩子都长大了，离开了家。最近，他开始和萨利一起照顾萨利那年迈的父亲。虽然萨利的父亲仍然能独立生活，身体也相当健康，但他要求很高，脾气暴躁，很容易就能激怒萨莉。他说，随着时间的推移，萨利和父亲之间几乎从未停息的冲突，对她的情绪产生了负面影响，这转而加剧了萨利对哈里的不满。他补充道，最近，萨莉表达了她对他们性关系的不满。接着，哈里又给我讲了一长串萨莉和她的父亲之间的各种争吵。在这里我注意到，哈里对萨利和她的父亲之间的争吵的反复叙述，可能是对他和妻子在性关系问题上出现的焦虑的回应。我已经注意到哈里非常需要我的肯定，但是我不知道他在取悦萨利方面的困难是否可能是他焦虑的一个来源，同时是他们的性生活问题的一个因素。

哈里有些不情愿，但还是继续告诉了我更多他的性难题。尽管萨利有时会支持他，但她偶尔会用责备的语气来表达她的失望和愤怒。他的沉默令她生气。当她提起这件事时，他会变得更加焦虑，其导致的结果往往就是不能勃起。哈里接着描述了和萨利的其他互动，她会因为他们成年的孩子的各种问题而责备他。他强调他是那么努力地想要成为她期望的样子，但是他的努力很少被看到。当我问哈里，他觉得萨利对他有什么期望的时候，他回应道，他在萨利和她父亲及他们的孩子面前无法坚持自己的立场这件事，让她难以忍受。

在大学里，哈里曾经非常受欢迎，并且和很多女孩约会过，他也是各种校园组织的成员，并且曾在其中担任过很高的职位。哈里似乎在用这段历史来证明，在遇到萨利之前，他在坚持自己的立场上几乎没什么问题。接着，他描述了他和父母的关系。他的父亲是一位成功的商人，大部分时间都不在家。哈里和父亲相处得很好，但是他强调自己非常钦佩母亲，说她是一个"纪律严明，但始终公平"的人，这听起来有一点像对母亲的保护。

"你会取悦你的母亲吗？"我问道，并注意到了他的防御。哈里停顿了一下，然后告诉我母亲经常在他和他的兄弟姐妹面前长篇阔论。他补充道，他最终学会了如何与她相处，如何在她愤怒发作时避开她和安慰她。最终，他建立了一种可以忍受的关系模式，直到她去世。

哈里和我在接下来的几次会谈中，继续探索了自从他多年前遇到萨利以来都发生了哪些变化。一开始他觉得萨利令他兴奋。她聪明、活泼、坦率，总是能以他所欣赏的方式处理人际关系。当我问他为什么他觉得这些品质令他着迷时，他很快就意识到了这些品质是他自己所缺乏的，因为当他还是个孩子的时候，面对母亲的爆发，他会采取顺从和逢迎的行为来应对。当哈里和萨利有了孩子之后，他觉得自己开始改变了。尽管在他们婚姻的早期，他能够轻松地保持一种与萨利平等的自我感，但是现在面对她的指责，他开始感到自己没那么有能力了，尤其是当她指出他在孩子面前不能坚持自己的立场和坚守底线时。

现在情况变得清晰起来，多年来，哈里一直在努力适应萨利的指责，而他的自尊水平在逐渐下降。家庭生活的压力，包括抚养孩子和照顾年迈的父母，触发了他与母亲之间这一无意识的反力比多关系的释放，哈里的母亲饱含愤怒，而他最初的应对方式是充满焦虑的顺从。萨利现在就像他那复活的挑剔的母亲一样，而自从母亲去世后，哈里已经无法保持自己作为一个有能力且有力量的男人的自我感了。他的自我的丧失，部分是因为他维持着和妻子的关系，而他把妻子体验为挑剔且跋扈的，同时他不得不压抑他的愤怒，不管是对妻子还是对母亲。他的勃起困难，无意识地表明了他要被动地阻止萨利对愉悦的渴望，但代价是他丧失了更多的自尊。

亲密伴侣关系的性基础

在弗洛伊德最初的文献中，力比多是作为一个假设的结构被提出的，它被用来解释人类行为和情感的动机基础。弗洛伊德对性的理解是革命性的，并且震惊了当时保守的欧洲科学界，尽管它与那个时代盛行的物理学能够兼容，但仍处于初级阶段。当然，在弗洛伊德的时代，还没有实验工具能够观察和测量力比多。取而代之的，他的工具是那些临床观察和推论，没有我们现在相对先进的实验研究方法和神经成像技术。

有了现今的技术，我们现在可以更好地将力比多划分为不同的部分：吸引、兴奋和性唤起，而依恋是一种相关但不同的现象；它们每一个都有自己的特点，有时还会有重叠的神经关联。尽管弗洛伊德认为力比多源自身体的不同性敏感区，但当代神经科学和发展心理学认为，性体验的各个组成部分之间存在着更为复杂的起源与关联。此外，曾几乎完全依赖于精神分析治疗的临床研究的现代精神分析理论，现在也开始参考心理学和生物学的实验发现了。这些科学领域的共同作用，使人们对性及其所服务的功能有了更为丰富且全面的理解。

奥托·科恩伯格将性兴奋定义为原始情感体验的复合体，包括但不限于性敏感区的刺激。性驱力被主观地感知为"心理体验的全部领域"（1995），它唤起了早期与养育者之间有关舒适、关怀、情感和融合的体验。这些部分与攻击性的变化进一步结合起来，而攻击性起源于早年经验中养育者的退缩和剥夺。在整个发展过程中，这些影响在大脑和无意识心智中逐渐分化并组织起来，成为一种丰富多样的精神状态织锦，将客体和自我表征连接在一起（Kernberg，1995）。最后，在青春期，随着各种激素和神经递质的催化作用，个体会与另一个既是目标又是渴望的个体结合在一起，于是性爱出现了。

虽然在经典精神分析理论中，"养育者"通常指母亲，但也可能包括对儿童产生更多影响的人或客体。这些人包括兄弟姐妹、祖父母、姑姨、叔伯和表兄弟姐妹，以及母亲、父亲和父母结合而成的无意识的内在父母。内在父母是由孩子逐渐积累的经验和对父母的关系发展的认知复合而成的（Scharff & Scharff，1991）。它涵盖了父母如何应对冲突，如何感知彼此，如何管理权力、控制和相互尊重，甚至如何分配男性与女性的角色，不管是对彼此还是对孩子而言。

重要的是，孩子的内在父母也包含了对父母的性的感知，这是以父母的性的情感表达和无意识交流的品质的结合作为基础的。同样被内化进孩子发展中的性的，还有家庭生活的微妙之处，包括孩子在多大程度上可以进入父母卧室的私密之处。所有这些影响都是协同发生的，因为孩子会同时观察父母是如何通过语调、眼神接触，以及各种触觉和动觉的交流方式（无论是有爱的、充满攻击性的，还是冷漠的）来进行人际互动的。

最后，要想完整地讨论伴侣的性，我们就必须考虑梅兰妮·克莱茵在理解俄狄浦斯情结的原始结构方面所做的丰富的精神分析贡献了。从儿童精神分析治疗中，克莱茵证明了，孩子与父母一起发展出了一种原始的幻想，父母在实施侵略性性交的时候结合在一起，形成了一种独占的关系。这些幻想所描绘的是一个由身体的各种部位混杂在一起的复合体，结合了更具现实基础的父母关系（Klein，1945）。

这些因素结合起来，给发展中的孩子所浮现出的性留下了印记，在青春期，心理社会体验和生理成熟的结合，使性的定义被再次修改，并有了更大的外延。对治疗师而言，理解克莱茵对俄狄浦斯情结和性的贡献很有意义，尤其是当治疗师与那些性功能中出现攻击性的变迁，并且要为这个问题进行斗争的病人个体或伴侣工作的时候。常见的例子是那些在很小的时候就受到了性创伤的人，或者与父母的关系是矛盾的、充满愤恨的人，又或者以某种方式遭受过伤害，而现在这些伤害似乎重新浮现出来，出现在关系的性领域的人。

不为繁衍，为何性交？性与自闭－毗连模式的功能

为什么伴侣渴望性？生物学家为我们提供了被反复提及但不足以完全说明的解释。他们经常将性的动机归因于进化论，也就是说，为了延续物种。然而，人们即使没有任何生孩子的意愿，却依旧总是在发生性行为。因此，这个问题的答案从表面上看非常简单，但是深入思考的话却很复杂。简单来说，性爱的感觉很好。但是所谓的好是什么呢？为什么它的感觉很好呢？如果性爱确实感觉很好，那么这种感觉又从何而来呢？这是一种感觉还是很多种，是身体感觉、心理感觉，还是二者兼有？为什么大多数人在性爱中感受到比自慰更多的快乐？是与不同的人发生性行为都同样愉悦，还是与一个特别的人会更令人满意？它会让人痛吗？如果是的话，怎样能感觉好呢？

大多数人都从来没有认真考虑过这些问题，如果被问及，他们通常会耸耸肩，把它们推给哲学家，或者简单地认为这都是由"荷尔蒙"造成的。在本小节，我将通过案例来回答这些问题，以说明在试图理解性在恋爱关系中所扮演的角色时存在的经验和复杂性。

虽然雄性激素促进了性欲的强度，但是性欲还会受到更多因素的影响，包括社会的、人际的和无意识的因素的影响。在考虑到区分吸引、性欲和性兴奋的神经影像学研究，并证实了依恋系统和二元自我在伴侣选择中的重要性之后，现在我们有了对伴侣的爱的体验的更为完整也更为复杂的理解。

在本小节，我将尝试整合精神分析学家和伴侣治疗师对性的全部体验及其无意识意义的理解，以证明它们是如何在婚姻和其他长期的亲密关系中变得重要的。这就把我们的视野带到了主体性、伴侣双方的性行为的无意识意

义、伴侣所特有的俄狄浦斯结构、二元自我，以及伴侣与他们所在的更广阔的社会之间的关系等领域。

为了理解成人伴侣关系中的性的本质和意义，我们必须了解感知体验、情感的本质，以及它们与驱力和内部客体关系之间的联系。科恩伯格在与这个主题有关的阐述中深思熟虑地说道，情感是通过婴儿与看护者的互动过程中的一系列满足和厌恶的体验发展起来的，其形成了内化、分层和日益分化的结构。在这个过程中，有些结构被增强，有些结构则在与他人的接触中受到抑制。最终，一个结合了情感因素的丰富的内部客体关系网络会形成，并被安置在参与成人的性的各种驱力状态中（Kernberg，1995）。

根据科恩伯格的说法，除了生殖意图之外，成人的性的根本目的也建立在通过感知体验获得愉悦感的愿望上。它涉及将另一个人纳入这种体验，通过触摸和被触摸产生的各种感觉，来表达与早期客体关系及其相应的情感相关的性驱力状态和攻击驱力状态的衍生物。

托马斯·奥格登的**自闭 – 毗连位**（autistic-contiguous position）概念，作为引发体验的最基本模式，有助于我们更全面地理解性的原始本质。奥格登将它作为传统的克莱茵的**偏执 – 分裂位**（paranoid-schizoid position）和**抑郁位**（depressive position）之外的第三种模式，它位于偏执 – 分裂位取得对婴儿的主导地位之前。与连续性的发展阶段不同，它是一个在个体的整个生命周期内反复出现的心位，当它处于优势地位时，它会主宰其他所有组织，而相比之下，其他所有组织对人的影响将降至最小（Klein，1964；Ogden，1989）。由于与他人的性行为代表了由所有三种模式引发的复合体验，而且在整个性体验中，模式的主导地位会发生变化，因此我们有必要对每一个心位及其在性中发挥的作用进行简要回顾。

在偏执－分裂位，婴儿的当务之急是自我和自体的存活，分裂防御占主导地位，其涉及对好的体验和坏的体验的分割。在接下来的抑郁模式中，个体的关注点集中在留存好的内部客体和外部客体上，婴儿在此时意识到好的客体和坏的客体实际上是同一个人。随着分裂防御的减少，投射也会减少，抑郁模式中的基本恐惧将变成内疚及随之而来的留存好的内部客体的愿望。

在偏执－分裂模式和抑郁模式中，个体从根本上会专注于与客体的关系；而在自闭－毗连模式中，个体会沉浸于一个完全由感知支配的领域。这时，婴儿最基本的体验是前象征性的，没有思考或反思；相反，他专注于形状、外表、节拍和节奏，还有硬度与边缘的锋利度（Ogden，1989）。当婴儿继续体验形状、质地、硬度、柔软度、温暖和寒冷，以及声音、运动和节奏时，一个基本的自我会在表面的边界处形成。有了这些体验，婴儿就能发展出对身体感觉和自我感的更强的意识，它们会融合在一起，使婴儿将自己与没有生命的东西及有生命的他人分离开来。

性，也许和任何其他成年生活中的体验一样，被描述为沉浸于自闭－毗连模式，在这种模式中，个体全神贯注于感知支配的所有领域。尽管有偏执－分裂模式和抑郁模式的混杂（例如，有时有意识的幻想是愉快的或焦虑的），性主要还是受身体内部的感觉和感受支配。在性交过程中，一个个体会"遇见"另一个个体，因为双方都沉浸于一个由感知主导的领域，并最终完成和支配心身伙伴关系。当一个个体进入一个被攻击甚至蔑视所主导的领域时，偏执－分裂功能的某些方面可能会在激情和感知沉浸的强烈时刻间歇性地进入性体验。

当这些偏执 – 分裂体验被激活时，如果性接触的独特特征被体验为令人厌恶的，并且与伴侣的内在世界相矛盾，那么它们通过行为或声音来表达的内容，对伴侣来说就可能是破坏性的。此时此刻，抑郁模式的功能可能会在那个伴侣身上占据上风。当一个特定的行为成为强制性的，对一个人来说是情欲刺激、满足或性高潮，但对另一个人来说却是道德败坏的或应该被谴责时，自闭 – 毗连模式体验的中断或崩解就更有可能发生，并且可能会使二元自我瓦解。对于那些在维持关系方面付出很多，但无法在自己喜欢的性习惯上达成一致的伴侣来说，这可能会成为问题。

重要的是，抑郁模式体验的方面总是会进入伴侣的性生活中，即使是在自闭 – 毗连模式中表达出来。抑郁模式表达的例子包括偶尔表现出的关爱。例如，当个体感到疲惫或专注于外部问题时，可能会做出让步并与伴侣发生性行为。此外，在某些情况下，个人可能会出于对伴侣的关心，想要为其提供愉悦感，即使是在性行为超出了个体所能接受的范围或道德准则的时候。在每一种情况下，个体都显著地聚焦于对伴侣的关注，而个体的愉悦感变成了次要的。

尽管偏执 – 分裂功能的间歇性和显性表达可能发生在伴侣性行为范围内的任何时候，但是自闭 – 毗连模式的功能的优势 —— 个体和伴侣沉浸于感知 – 支配模式的体验中，但也同时处于抑郁位的所有功能中 —— 却理想地支配着性的所有表达范围。正是在这种无意识客体关系的影响下，对感知领域的关注，决定了伴侣性关系的微妙的完形状态。此外，我们要认识到，对相爱的伴侣来说，合理且健康的性行为必须在这三种体验模式之间实现最佳的平衡和灵活性。在某种程度上，如果伴侣一方被困在一种模式中 —— 例如，僵化地固着在一种与伴侣另一方的偏好模式相矛盾的偏好的性行为中 —— 性关系更有可能会被动摇。

特蕾莎和爱德华

伴侣在咨询室里表现出来的性问题的主要特征，是自闭 – 毗连模式功能的崩溃。这些临床表现可以由一方或双方的内在心理冲突导致，或者由显性的或潜在的伴侣间的冲突导致。性的分离，即性行为在频率或倾向性上的长期分歧，可能在伴侣双方之间表现得很明显，一方体验到自我的被侵蚀，而另一方似乎处于支配地位，（自我）有时甚至会蓬勃发展。特蕾莎和爱德华的案例就是一个例证。

特蕾莎和爱德华是一对 30 多岁的已婚夫妇，他们因为越来越难以和谐相处而预约了咨询。虽然他们最初所讲的咨询目标似乎含糊不清，但很明显，他们之间日益增加的冲突导致两个人都体验到了与婚姻不满有关的抑郁。现在，他们在一起几乎没什么快乐可言，而且他们总是会因为令人不满意的性关系而发生争吵。爱德华说，具有讽刺意味的是，他们现在唯一能达成共识的，就是他们对性生活的不满。

特蕾莎和爱德华已经结婚 10 年了。在结婚前，他们都很享受他们的性关系，而且在其频率和时间上有共识。在他们结婚的早期，他们一直过着规律的性生活 —— 有时会更频繁，当爱德华能够趁机翘班回家的时候。尽管在早些年，特蕾莎一直遵守着爱德华那严格的性交时间表，但她开始觉得这种频率代表了"一些强迫性的东西"。特蕾莎用一种恼怒的语气说道：

我开始意识到，这对他来说永远都不够，就好像他是一台机器一样。我做不到，也不想这样，爱德华。有时，就好像你身边根本没有我一样。这是最奇怪的事情。

特蕾莎接着告诉我，最近他们的关系变得"敌对"，她说她觉得爱德华对她的感受和对他们的性生活方式的选择非常偏执。最近，当她直接拒绝爱德华时，他会变得非常愤怒并辱骂她，这使她更愤怒了，也变得更愤恨。

我想探索爱德华似乎表现出来的对性的强迫性的部分，但是鉴于特蕾莎的谴责和严厉的批评，我完全预期了一种防御性的反应。但是相比之下，爱德华显得亲切而友善，并且愿意解决特蕾莎提出的问题。尽管他一开始描述了他的"强烈性欲"，但是他生硬的回答和防御姿态还是让位于了一个更开放的讨论，即我的脑海中出现的自闭–毗连模式功能的崩溃。

特蕾莎描述了一种被排除在性接触之外的感觉，而爱德华似乎受困于一种孤独的体验。我开始认为，爱德华对性的强迫性行为，包括它的频繁性和频率，可能代表了自闭–毗连体验的过度增长，这是一种对亲近和亲密的防御，此时抑郁模式在很大程度上失去了功能。如果是这样的话，那么特蕾莎肯定会觉得被排除在性接触之外，而爱德华则防御性地被隔离在自闭–毗连模式中。

爱德华有点试探性且羞愧地开始谈论他的成长背景。他在一个偏远的郊区长大，生活在一个公共宗教社区。虽然他和母亲很亲近，但他和父亲并不亲近。男人娶几个妻子是这个社区里的常态。爱德华的父亲有四个妻子，第一个是爱德华的母亲。爱德华有 26 个兄弟姐妹，尽管他不确定有多少是同父同母的兄弟姐妹，有多少是同父异母的兄弟姐妹。他的父亲是整个社区的领袖，拥有相当大的权力和影响力，在这个社区里，他备受尊敬，但包括爱德华在内，大多数人都害怕他。

小时候，社区里的男孩和女孩都以这样的一种形式被灌输性观念，即他们被要求与社区中几个最有权势的男性领袖进行性行为。爱德华也不例外。尽管大多数青少年都顺从了这些文化规定的要求，但爱德华与母亲的密切关系（母亲是一个反对这些要求的女人）鼓励了他进行反抗，他最终逃离了那里。15岁时，爱德华逃跑了，他和叔叔、婶婶住在了一起，他们抚养他到高中，然后送他上了大学，在大学里他遇到了特蕾莎。

尽管在爱德华第一次告诉特蕾莎他的成长背景时，她难以置信，但她很同情他。爱德华要她发誓保守秘密，他早年生活的细节永远不会被泄露。这些年来，他们很少谈论这件事，但他们共同建立了一种彼此都满意的生活，只有一项例外。他们强迫性的性关系现在正影响着特蕾莎，以至于她开始厌恶与爱德华亲近。如果她仍旧同意爱德华关于频繁性交的要求，她就有失去作为一个独立个体的自我意识的危险。如果她坚持自己的权利并界定他们的性关系，她也可能会有危险，因为这会激起爱德华的愤怒和控制她的报复性企图。困扰特蕾莎的不仅仅是性交的频率，还有爱德华的强迫，这些都使她的快乐和自主感受到了损害。

随着夫妻治疗的进行，再加上爱德华和特蕾莎各自的个体治疗，我们最终能够详尽阐述并彻底解决爱德华在他长大的社区里所遭受的性创伤。在治疗过程中，我们了解到爱德华通过压抑自己对父亲让他遭受性虐待的愤怒，有意识地拒绝了父亲异教的价值观及其性观念。但在与特蕾莎的性关系的退行性氛围中，他所压抑的部分又回来了（Fairbairn，1944）。

强迫特蕾莎性交成为爱德华最初遭遇的虐待行为的翻版；他现在对待特蕾莎的方式，就像他在逃离社区之前的那些年里所受到的对待一样。对爱德华来说，性的扶持、爱恋和修复方面是没有空间的，而这是抑郁模式功能的特征。与之相对的是，他表现出了偏执 – 分裂功能的分裂部分，同时防御性地维持了与全部感知体验的分离，远离了幻想中亲密和亲近所带来的危险。

性体验的其他特征

我们现在已经确定，性快感涉及沉浸在自闭 – 毗连模式的功能中，在这种模式中，几乎全部的感知优势都被召集起来，用以表达对伴侣的关心和爱。虽然它是随着性接触发生的，但通过抑郁模式体验中攻击性减弱的表现，自闭 – 毗连模式体验"允许"偏执 – 分裂功能的暂时注入；在抑郁模式中，爱的品质占主导地位，并被成功地传达给伴侣。在这一节，我将回顾性的其他特征，通过精神分析治疗和伴侣治疗，这些特征已经被揭示为性体验的基本方面。

奥托·科恩伯格描述了一些关于性渴望的主观体验的品质，同时将它们的功能与它们最初的含义及它们与早期客体关系体验的无意识连接联系起来。虽然在他的阐述中，他并没有特别指出感知体验是自闭 – 毗连模式运作的功能，但有这样一种假设，即对快乐的寻求从根本上来讲源于感知模式，因为伴侣双方都表达了原始的和发展性的需要与体验。

首先，性交总是包括在与他人融合时穿越人际间与内在心理界限的无意识体验。二人合为一体的幻想会在伴侣关系中呈现，在某种程度上，性行为的身体体验成为人际配对的躯体特征 —— 当通过投射性认同和内摄性认同来交互心理内容时，双方所体验到的合而为一。

性行为激活了攻击性的驱力状态，给予了触觉刺激和性满足，并预期通过性高潮最终释放出来。读者会注意到，科恩伯格认为插入是攻击性驱力的代表，这反映了他对经典精神分析理论的忠诚。但是我相信一个更现代的观点，即将自闭－毗连位作为插入、触觉刺激及性高潮影响性欲和全部性体验的基本模式。

其次，科恩伯格强调，从本质上讲双性恋被描述为伴侣中的每一方在体验中都认同插入与融合这两种品质，同时通过俄狄浦斯的胜利消除第三方。通过成功击败竞争对手，兴奋的元素被添加到整个性体验中（Kernberg，1995）。对伴侣的兴奋的认同所产生的满足感，有助于与他人融合的体验的产生。合二为一的幻想能超越性别，使双方同时"变成"双性的，从而削弱对对方性别的嫉羡。性能够驱散伴侣关系中一定会出现的攻击性，并且能够修复和恢复关系的功能。

再次，科恩伯格强调，性是服务于退行的，因为相爱的伴侣能够通过脱衣服的行为暂时战胜社会的限制和禁令。这样，文明的兴衰和荣辱就被藐视了。在性行为结束时穿好衣服代表着伴侣回归到了有着羞耻基底的文明世界。性的挑逗和被挑逗品质是性爱的第四个功能。各种各样的前戏通过交替性地提供和抑制性刺激与触觉刺激，总是能够为最终的性满足提供保证，而兴奋的间歇和起伏是有助于性快感的。

最后，对伴侣身体的理想化是性欲的一个基本特征。根据查塞格特－斯米格尔（Chasseguet-Smirgel）的说法，它表现为一种正常但衰弱的变态性行为的变体，代表了对阉割焦虑和肛欲期退行的否认。它源于婴儿对母亲身体的理想化，这种理想化是婴儿对自己的攻击性和嫉羡的防御，因为母亲拥有丰富的内在世界，包括她提供生命和养育的能力（Chasseguet-Smirgel，1985）。

考虑到性为成人伴侣关系所提供的大量无意识功能，我们可以很容易地看到它对增进、破坏甚至摧毁伴侣关系的潜力。萨夫（1998）强调，对伴侣来说，足够好的性为修复和整合提供了普遍的效用。要想达到这个目的，伴侣双方都必须具有能够交流爱、关心和欲望的能力。

通过传达给伴侣他是被爱的和被珍惜的信息，性接触有可能会减轻破坏性。从这方面来看，它是成功的，依恋能够被修复，同时关系的镜映品质也能够实现。通过提供愉悦感，伴侣在关系中体验到心身融合，随之而来的不可避免的分离也将得到宽恕。分离、性张力、挑逗、融合、插入或被插入，最后达到性高潮，这个重复的循环，重组并调节了各种各样的驱力状态，同时也为关系添柴加火。

第 6 章

伴侣动力组织中
二元自我的向心性

当友谊、浪漫吸引、性和依恋以最理想的方式结合时，伴侣关系的心理生物学基础就建立起来了。我已经描述了伴侣双方在相互了解时所涉及的无意识过程——在这个过程中，他们会对匹配与互补性进行持续的评估，并且建立一个媒介，通过这个媒介来投射和内摄人格的各个方面，包括性格、需要、愿望、关系模式、冲突、创伤和其他自我组织的特征。人格的这些方面的不期而遇，使个体决定了他人能够在多大程度上补足自我，以及提供进一步的自我发展的可能性。通过持续的交互作用，包括有意识的联结，以及通过投射性认同的无意识交流，心理内容的交换在整个求爱阶段和伴侣关系的生活中持续地进行着。

伴侣关系的形成和转换

尽管我们已经注意到友谊、依恋和性在伴侣形成过程中的重要性，但是这些因素并不能充分地解释为什么这个人而不是其他人会被选择作为浪漫关系的长期伴侣。回顾互补性是伴侣形成的核心特征，我们可能仍然想知道为什么人们首先要去寻求它，为什么它是二元自我结构的基础，以及它在使伴侣结合时是如何发挥作用的（通常是使他们的关系更好，但有时也会使关系更差）？

20 世纪 60 年代，当亨利·迪克斯在伦敦塔维斯托克研究所开创了关于婚姻和婚姻功能障碍的研究时，他被他所称的"对立吸引"震撼了（Dicks，1993）。他承认，他的观察结果并不新颖，并表示人们都普遍接受对立吸引在友谊和婚姻中的存在。迪克斯引用了堂吉诃德（Don Quixote）和桑丘·潘沙（Sancho Panza）等文学人物作为"坚强、沉默的男人"找到了"开朗的女人"的例子。他还引用了卡尔·荣格在多年前就描述过的人际关系的互补性。接着，迪克斯发表了他的观点："在能够容忍的情况下，很显然，二元功能的互补性在很大程度上增加了其与外部世界的关联的广度，以及心理上的交叉学习和成长的可能性（Dicks，1993）。"

后来，迪克斯沿着内部客体的互补性这条线索发展了他的理论，现在他的理论已然远远超越了更加简化的对立吸引的理论。迪克斯似乎确定了伴侣双方内部世界的模式，包括需要、恐惧、愿望和防御，所有这些组成无意识关系模式的元素，在达成内在心理的匹配时必须互相吻合。尽管迪克斯提供了临床资料来说明"互补性"，但这里仍然存在一个问题，即为什么在伴侣形成的过程中，人们要去寻找一个互补的内部客体，而不是寻找一个与自己相似或类似的伴侣。毕竟，如果伴侣双方的行为、感觉和认知更相似，甚至拥有共同的兴趣，那么与他们自己的心理组织相似难道不是看起来更合乎逻辑、更实际，甚至使关系更简单吗？

我相信，在迪克斯关于互补性或匹配的概念中，存在着一种原始的、无意识的动机，这是寻求差异性的基础。克里斯托弗·博拉斯（Christopher Bollas）的概念**移情性客体**（transformational object）向我们提供了一个引人瞩目的理论结构，帮助我们理解寻找另一个人的动机，这个人的内部客体能够补足我们的自我，而不是复制它们。博拉斯提醒我们，决定母亲作为婴儿客体的重要因素是其所提供的基本功能。母亲通过涉及"累积的内部转变和外部转变"的过程成为客体（Bollas，1987）。婴儿对母亲的体验，取决于婴儿自我体验的活动与行为的改变。她之所以变得重要，不仅是因为她对婴儿的生存必不可少，而且是因为她是一个媒介，通过她，婴儿的自我发生了转变，因为她帮助婴儿走向了认知、情感和本能的整合。

对转变的渴望持续地作为对母亲转变的原初渴望的记忆痕迹，并将在一个人寻找新的客体和新的体验的整个生命周期内显露出来。博拉斯提到了人、位置、事件和意识形态，认为它们为自我的转变或增强提供了希望，他相信所有这些都源自原初的转变型母亲。

对浪漫且长久的伴侣的寻求是成人生活中的一种客体关系，它提供了改变自我的可能性。按照博拉斯的思路，如果潜在伴侣的心理组织与个体自己的心理组织太过相似，那么自我增强和转变的可能性就会减少。相比之下，如果能够充分满足二元自我功能的标准，那么找到一个可以补足自我的浪漫伴侣，就大大提高了自我成长和改变的可能性。

二元自我功能的标准

渗透性、弹性和最佳动力学功能是运作良好的二元自我的基本标准。当以上这些都以足够好的方式实现时，伴侣对关系的满意度就会大大提升。一旦伴侣朝着长期关系迈进、步入婚姻或通过不断的接触和无意识的交流将他们自己定义为长期的伴侣，随着二元自我的主体间空间的不断细化和界定，他们的角色将被分配。在下面的内容中，我描述了每一个标准，并为它们提供了案例说明。我将回顾我在前几章中讨论过的案例，同时应用与伴侣二元自我功能有关的概念。

渗透性

为了使二元自我以最佳的方式运作，伴侣双方必须拥有足够的可渗透的自我边界。渗透性被定义为伴侣之间所发生的有意识交流和无意识交流的开放度与流动性。它指的是自我与伴侣的自我之间的界限；通过交流（不管是有意识的还是无意识的），自我体验的各个方面都将被输入到伴侣的自我中。这个交流网络中包含情感、认知、态度、意图、需要和欲望的扩散 —— 所有这些，伴侣都是以互惠的方式来接收和容纳的。有了这样一个最佳的可渗透的边界，个体就能在与伴侣分享思想、观念、感受和亲密表达的过程中，合理且透明地表达自己，而这些是远远超过与其他所有人的分享程度的。

那些自我表达受限的人 —— 例如，那些沉默寡言的、冷淡的或以其他方式隔离情感的人 —— 可能会在建立和维持与伴侣的关系方面遇到更多的问题，进而使双方的沟通和自我边界的相互渗透受到限制。当这种情况发生时，心理内容的交互就会不足，这可能会使关系失去活力，无法达成亲近和亲密。反之，当伴侣一方不断地蚕食对方的自主感时，他就会发展出一个过大的二元自我，这个二元自我会遮挡或掩盖对方的自我，增加关系不满、性功能障碍、情绪症状，甚至是躯体问题的可能性（Kerr & Bowen，1988）。当二元自我充斥于伴侣的自我时，个人成长的可能性就会减少。从本质上讲，结成伴侣会导致自我被侵蚀。

图 6.1 描述了几种关系的可能性。在图中，伴侣双方以圆形来表示。二元自我是两个圆形的重叠部分。通过投射性认同和内摄性认同，以及角色的分配和安排，二元自我形成了，它是一个不同于个体自我的内在心理系统。箭头的数量表示伴侣双方的自我在二元自我中占据份额或丧失份额的多少。这在一定程度上是由伴侣自我边界的开放性或渗透性，以及影响投射紧迫性的伴侣的个人特质决定的。

图 6.1 中的 A 描述了不理想的渗透性和自我向二元自我扩散的最小值，它造成了一种有距离感和低活性的关系。图 6.1 中的 B 显示了自我边界渗透性的最佳状态和自我向二元自我扩散的理想状态，它构建了一个功能良好的二元自我。这就是和谐关系的特征。图 6.1 中的 C 和 D 显示了过高的渗透性和人际间自我投射的紧迫性，它们导致了一个过大的二元自我，使伴侣一方的自我被遮蔽。在图 6.1 的 C 中，伴侣 1 占据主导地位，而在图 6.1 的 D 中，伴侣 2 占据主导地位。在这两种情况下，未占据主导地位的伴侣无法维持主观的自我功能感，其在支持二元自我的同时会失去过多的自我。图 6.1 中的 E 描述了双方的自我相对平衡但过多地投射到二元自我中的状态，这是以牺牲伴侣双方的自主性为代价的。这种现象通常被定义为缠结的伴侣关系。在这种情况下，伴侣之间的边界渗透性往往过强，导致自我过多地投射或扩散到二元自我中。

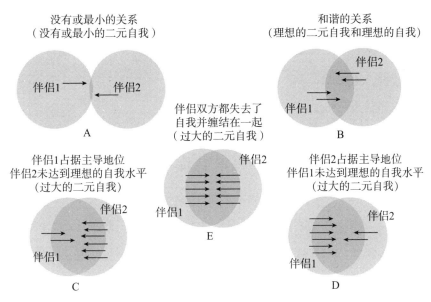

图 6.1　伴侣关系的可能性

萨拉和威廉

我在第 3 章介绍的萨拉和威廉这对伴侣，多年来有着一个渗透性不足但彼此都能接受的二元自我；但是在威廉的母亲去世时，这成了一个问题。没有婆婆的支持，萨拉开始要求更多与威廉的坦诚和亲密，但在某种程度上，威廉无法提供这些。起初，他们基于安全感和保护建立了二元自我。因为萨拉成长在一个混乱的家庭环境中，包括父母物质滥用，所以威廉的被动和安静的品质使他们在求爱阶段和婚姻的早期阶段特别轻松。它们为萨拉早年的情感创伤提供了解药。萨拉还感受到自己被威廉的大家庭所接受，尤其是他的母亲，她对萨拉来说，起着替代性父母的作用。

威廉的家庭背景由一种日复一日地聚焦于照顾威廉那发育迟缓的双胞胎

哥哥的环境构成，他们的医疗问题造成了一种焦虑的家庭氛围。由于父母都专注于双胞胎哥哥的康复和严重的健康问题，因此威廉缺乏基本的镜映，并发展出一种不安全的依恋。具有讽刺意味的是，他因早年环境获得的谦逊风格和社交抑制为萨拉提供了一个安全的领域。

直到威廉的母亲去世，他们的关系开始恶化。威廉的母亲为萨拉提供了相当多的滋养，但对威廉来说，他的体验和萨拉正好相反。现在，萨拉对威廉安静且谦逊的风格不再感到满意或安心，她反而开始体验到被威廉剥夺了亲密感。失去支持性的替代性母亲，让萨拉与她那情感缺席的、酗酒的父母之间的拒绝的内部客体关系被重新激活。尽管萨拉对更多交流的要求一定向威廉发出了她想要什么的信号，但是她的情感状态的强度只会把他推得更远，这加剧了她的愤怒和抑郁，同时使他们都处于丧失和被抛弃的境地。

对萨拉和威廉的伴侣治疗将聚焦于帮助他们哀悼对威廉母亲的丧失，同时帮助他们明晰这个丧失的无意识含义及它对他们关系的影响。这将会导向更开放的交流，同时增强他们自我边界的渗透性。当他们都学会在安全的氛围内为彼此提供支持的时候，复杂的依恋功能将有希望出现。

弹性

弹性是二元自我功能的第二个标准，指的是伴侣双方在关系中对彼此的沟通内容和需要做出回应、调整和行动的能力，其中包括自发性的给予的能力、对差异性的妥协的能力，以及在发生分歧或进行情感交流时自如地让出主导权的能力。轻松地解决偏好、需要及舒适共存所需的各种角色的能力，决定了二元自我的弹性。

那些能够在没有过度的深思熟虑或冲突的情况下轻松地做出相互迁就的决定的伴侣，通常都体现了二元自我的弹性。换句话说，缺乏弹性意味着，在关系中，无论这段关系被怎么定义，伴侣双方似乎都会对一些无关紧要的细节进行无休止的争吵。在这种情况下，做出决定和分配角色往往是困难的。获胜的渴望、证明自己正确的渴望或为所欲为的渴望有时会优先于互动的实际内容。如果二元自我缺乏弹性，那么当关系中出现分歧时，双方就更不可能轻易做出妥协和让步。在这种情况下，伴侣一方可能无法认识到自己的行为对另一方行为的影响。

举个例子，丈夫在向治疗师描述妻子时，以一种僵化且片面的方式呈现出一种互动，他既没有意识到，也不承认他的表达影响了他所描述的在互动中的行为和特征。对他来说，妻子的行为是孤立的，他没有意识到妻子的行为至少部分是对他们之间的交流及他所投射给她的东西的回应。在这种情况下，丈夫的愤怒可能会占上风，他坚持认为妻子的行为代表了这样或那样的事，尽管从治疗师的角度来看，妻子行为的意义与丈夫所认定的意义非常不同。

再举一个例子，治疗师观察到，妻子对丈夫的愤怒显示出了她缺乏共情和对丈夫动机的理解。妻子抱怨道，当他和他的朋友们在一起时，他和蔼可亲，谈笑风生，但当他和她单独在一起时，他却闷闷不乐，沉默寡言。由于注意到这种不一致并感受到被拒绝，妻子将丈夫描述为对立且被动攻击的，这看起来就像在说服治疗师，她丈夫的行为表现出一种确定的特征，即他与她或这段关系无关。她确信丈夫内在的人格障碍是问题的根源，因此她拒绝意识到她的行为对他们之间的互动的影响，并且她有充分的理由感到愤怒。

乔吉特和利亚姆

乔吉特和利亚姆是一对 30 多岁的夫妻，他们已经结婚 6 年了。利亚姆是一名医生，乔吉特是一名律师。自从他们的孩子出生以来，乔吉特已经兼职工作 3 年了。现在女儿已经 3 岁，乔吉特和利亚姆认为她已经准备好去托儿所了，这样乔吉特就能恢复全职工作。利亚姆最初同意每天下午 5 点之前去托儿所接女儿，这样乔吉特就可以在每天的晚些时候约见她的客户。最近，利亚姆一直在考虑进行在职的研究生培训的可能性，这将牵扯大量的经济支出。于是他认为他应该多工作一些时间，以挣到他参加培训的钱。当利亚姆告诉乔吉特，他对下班太早去接女儿表示担心，并且提议雇一个保姆代替他照顾女儿两个小时的时候，乔吉特非常愤怒，并指责他违背了他们的协议。她说，如果她知道利亚姆会违背他们的协议，她一开始就绝不会同意怀孕。

起初，我被乔吉特和利亚姆谈论他们关系的方式震惊了。它有一种商业交易的性质，他们曾协商过一份协议，但是现在这份协议因为违约而失效了。乔吉特说话声音很大，她极具逻辑性地为自己辩解，就像在对陪审团讲话一样。她说生孩子是利亚姆的主意，她生孩子的意愿取决于利亚姆是否愿意帮忙照顾孩子，如果他愿意，她就能继续她的事业。乔吉特反复地说，他们的协议包括缩减利亚姆的工作时间以适应她的时间安排，同时留出晚上的时间来陪伴孩子。利亚姆用愤怒的语气打断了乔吉特的话，指责她不愿意听他的理由，也不愿意考虑他所提出的简单的解决办法。他说，他在附近找到了一个保姆，这个保姆每天可以帮忙照顾孩子几个小时，直到他们中的其中一人回到家。

在会谈的最初几分钟，乔吉特和利亚姆显然只是在争吵，而不是以一种能够帮助他们理解他们的处境并解决问题的方式来描述他们的担忧。此外，他们的争吵实际上似乎是在试图把我拉到他们各自的立场，这样我也许就能决定谁是对的，谁是错的。在伴侣治疗中，试图让治疗师成为真理和正义的仲裁者的情形并不罕见，尤其是当伴侣之间的僵局是由一个特定的生活事件导致时。

利亚姆伸出手指着乔吉特的脸，指责她不可理喻，接着他又举出其他例子来证明她是如何为所欲为的。他说，决定他们在何时、去何地旅行，他们的钱怎么花，以及他们要和谁交往这些事的，都是乔吉特。乔吉特迅速对利亚姆的长篇大论做出了回应，她防御性地说道，是利亚姆坚持要留在这个城市，以便完成实习的。她接着解释道，利亚姆曾向她承诺，在他实习结束后，他们会回到东海岸，也就是她的家人所在的地方。她还哀叹道，利亚姆指责她固执、死板这件事非常可笑，她非但不固执，反而非常擅于调和关系，她同意生孩子，而且为了让他完成实习，她愿意继续留在这儿：

> 当你在我们的生活中真正重要的领域发号施令时，我为什么不能做一些关于我们该如何生活、我们的钱该怎么花的决定呢？毕竟，我是那个受过关于金钱的训练的人，所以我来牵头做关于财务的决定才说得通。

利亚姆驳回了乔吉特的话，他提醒她，她自己也表示了留在这儿的愿望，而不是回到她的家人那里，在那里，他们将不得不解决她的母亲会想方设法地控制他们的生活的问题。

乔吉特和利亚姆都在争夺控制权，我感觉这并不局限于他们的关系这一领域。我的同情在他们双方之间摇摆，而他们似乎都不认为妥协是一个潜在的解决方案，这表明权力和控制是他们僵化的二元自我的组成部分。乔吉特和利亚姆被困住了，陷入了对彼此的愤怒中，因为他们都企图证明他们各自的立场是正确的。

在构想这对夫妇之间出现的问题时，考虑一下我在观察和倾听他们的开场叙述时的反应是很有意义的。在这些最初的交流中，我起初与乔吉特产生了共鸣，因为她雄辩地试图说服我，是利亚姆违背了他们最初的协议。后来，当我体验到乔吉特的言论是居高临下的和目空一切的，并且她宣称她理应获得这段关系的主导权时，我意识到利亚姆对他们之间的僵局的解决方法才是理性的和经过深思熟虑的。在我听到两个人各自的坚定立场和同等强度的反驳时，我的感觉及我对他们的支持，不时在他们双方之间摇摆。当与弹性不足的伴侣工作时，这种反移情是很常见的。治疗师会随时卷入（他们所诉说的）材料的内容中，而不是伴侣关系的风格和过程中。为了恢复治疗上的镇静，治疗师可能会倾听并寻找任何参考资料或相关的部分，以阐明在（伴侣的）互动中所表现出的严重的弹性的缺失。

通过观察我的反移情 - 驱力反应，我注意到利亚姆提到了乔吉特的母亲，如果他们搬到离她近的地方，她可能会控制他们。因为乔吉特和利亚姆的关系的核心充斥着控制与僵化，所以我认为，关于乔吉特的母亲的评论很可能是有意义的。我假设这可能代表了一种内在客体关系，乔吉特和利亚姆已然建构了他们的二元自我，而对母亲的内摄成为他们僵化的主要特征。如果是这样，明确乔吉特的母亲的影响将为我对他们问题的深入理解提供一条路径，同时在与这对僵化的夫妻工作时增加一些影响力。如果我们将这些关系范式与乔吉特早年和母亲的关系，也许还有与其他人的关系联系起来，治疗将帮助他们更好地理解他们对控制的需要，即他们是在试图保护他们的自我意识。

最佳动力学功能

最佳动力学功能指的是伴侣在关系系统中维持运转、平衡和波动性平衡的动力学品质的能力。尽管渗透性和弹性显然是有助于伴侣的动力学功能的，但这一特征描述了伴侣发展、分配和维持他们的各种角色及对彼此的相应角色的反应。它包括调节伴侣的微妙的行为和情绪，以维持和增强二元自我的功能和效用。这其中包括对伴侣的情感和情感强度水平的无意识调节，因为伴侣双方都在接收和容纳适当量级的投射性认同，以维持交流、达成亲密，并使关系持续发展下去。

马丁和珍妮特

我在第 1 章介绍的马丁和珍妮特的案例，提供了一个关于夫妻不能达成并维持最佳动力学功能（尤其是在他们的二元自我组织中的角色分配方面）的例子。在他们的关系中，马丁成为更占据主导地位和更有能力的伴侣一方，而珍妮特则扮演了更从属的角色，如图 6.1 中的 C 所示。多年来，随着他们的关系和家庭生活的发展，珍妮特变得对马丁越来越卑微和顺从，同时放弃了她的自主权以促进家庭生活、马丁的事业，甚至马丁的自尊。

尽管珍妮特作为一名教师非常成功，但随着时间的推移，以及她对马丁及其事业的持续支持，她的自尊日渐丧失，因为她放弃了自己的需要和个人的奋斗。在朋友们对她的写作天赋的肯定下，她决定开始新的事业，成为一名作家，这造成了一场婚姻冲突的爆发。珍妮特的成功改变了他们的二元自我的动力组织。而由于珍妮特不再扮演乞求者的角色，马丁再也无法维持自己的统治地位和有能力的形象。

马丁和珍妮特已经习惯于各自的角色，他们都无法适应对方需要的细微变化。马丁无法赏识和适应珍妮特的新事业，而珍妮特把自己隔绝在沟通之外，这种沟通对于改变他们的角色分配是必要的。尽管许多伴侣都能在需要改变的时刻舒服地调整他们的关系结构，但那些无法调整二元自我的伴侣往往需要治疗师的积极干预。

总而言之，随着生活的变迁，包括养育孩子、维持社交生活、与大家庭打交道和经营事业，伴侣双方的关系会受到持续的影响。由于这些绵延不绝的影响，包括在整个生命周期内发生的变化，伴侣的动力组织将波荡起伏，进而影响二元自我的弹性和渗透性。在某种程度上，伴侣双方都能够以最少的冲突和相互支持来维持对彼此角色的反应的最佳动力学平衡，并大大增加实现和维持有益的、爱的关系的机会。

成人的生命周期和二元自我

在治疗中，伴侣呈现出的问题往往会受到伴侣关系的阶段、伴侣生命的阶段，以及其他与伴侣关系本身相关的特质的影响。因为人生的每个阶段都具有满足某些需要的特征，所以在协商这些目标时，伴侣双方都存在与之相关的脆弱性和风险。例如，那些未能在他们的关系期间就何时结婚达成一致的未婚同居的伴侣，将会面临不得不去解决他们之间的分歧的境遇。

同性伴侣和未婚同居的异性伴侣都必须经常面对家族成员对他们关系的态度和偏见。对一些伴侣和他们的家族来说，这几乎没有什么困难；而对另一些伴侣来说，有时他们会前来寻求治疗，以处理在应对其家族时所产生的混乱。家族成员反对这种关系的理由通常是关于道德的、宗教的，或者二者兼有。来自家庭或家庭成员的反对如此强烈，以至于伴侣的关系受到威胁，这种现象并不罕见。

在本节，我将讨论三个案例：一对处于关系早期的伴侣、一对同性伴侣，以及一对晚年伴侣。在每个案例中，我都将说明二元自我与伴侣的自我之间的相互作用是如何受到伴侣独特的生活环境 —— 尤其是伴侣的性取向或伴侣所处的生活阶段 —— 的影响的。我将再次回顾我在前面的内容中介绍的案例，但这一次我将强调生命阶段对伴侣所呈现出来的问题的贡献。

处于关系早期的伴侣

尽管我们已经证实，伴侣双方对彼此的匹配度和互补性的评估自关系早期就已开始，并且通过伴侣的意识或无意识的交流持续进行着，但当他们考虑结婚或进入家庭生活的下一阶段的可能性时，他们之间可能就会产生分歧。当关系中出现以下情况时，如对关系感到愤怒、失望或恼怒，伴侣双方有时会通过寻求治疗来解决他们的困难。例如，伴侣一方可能会在短暂的求爱后，坚信对方是他生命中的挚爱，并且想要在不久的将来结婚。然而，伴侣另一方可能对此不那么确信，甚至感觉很矛盾，因为他有一段尚未解决的过去的亲密关系、对现在的伴侣感到担忧，或者对亲密关系感到恐惧，包括对潜在的自主感丧失的焦虑。

　　崔西娅和大卫，这对我在第 4 章描述过的伴侣，已经在一起生活两年了。尽管他们都不打算将来结婚，但是在他们开始交往后不久，他们就搬到一起住了。他们非常享受和彼此在一起，同时保持着活跃的性生活。他们都有很好的工作，可以支撑他们在房子、旅行和活跃的社交生活上的花销。同居一年后，崔西娅不经意地提出了结婚的可能性。虽然大卫参与了这些讨论，但他对崔西娅的评论保持着一种更像幻想的态度。后来，在他们度假的时候，大卫提出他们应该结婚。他甚至和崔西娅一起思考要孩子的可能性。然而，这件事却被搁置了，直到几周后他们回到家。几个月后，在崔西娅父母家的一次聚会上，崔西娅的父亲，那名虔诚的天主教徒，在晚餐时说他很想知道他们何时会宣布订婚。当他说是时候停止生活在罪恶中时，崔西娅和大卫都感到很尴尬。

　　崔西娅把这件事描述为一场"演出的终结"，指的是大卫对她父亲的言论所感受到的震惊与愤怒。当崔西娅描述这个令人心酸的时刻时，大卫非常激动地打断了她的话。"崔西娅，你父亲的话很不合时宜。这不关他的事。"大卫生气地说。崔西娅起初安静地听着大卫的抱怨。我打断了他："尽管你说的可能是对的，但是，大卫，在我的印象中，对婚姻的预期会让你感到恐惧，也许我们该谈谈这一点。"崔西娅接着提醒大卫，在他们外出度假的时候，是他先开启了关于婚姻的话题，但是接着又搁置了它。这些最初的交流致使我们开始探索大卫对承诺的焦虑、对失去自主感的恐惧，以及放弃自己的青春并进入另一个人生阶段对大卫来说到底意味着什么。

　　这是一对在决定是否结婚上发生冲突的伴侣。一直以来，他们的关系运作良好，他们的二元自我也具有足够的渗透性和最佳动力学功能。然而，他们在做出关于婚姻的决定上的挣扎表明，在维持必要的弹性方面，他们存在一些困难。当我们关注他们对婚姻的恐惧、愿望和期待时，我们了解到大卫的犹豫与他的母亲有关，在他成长的岁月里，母亲通过她的依赖支配并控制着他。如果他只是和崔西娅同居，他就能更容易地保持独立感。而结婚意味着他可能会再次受到一个女人的支配，他必须为她承担责任。随着大卫和崔西娅对导致他们陷入僵局的发展环境的探索，他们最终得以步入婚姻。

同性伴侣

劳拉和黛布拉前来寻求治疗是因为她们之间因为黛布拉的父母而发生了冲突，他们打算来探望她们。劳拉和黛布拉最近一起买了一栋房子，并且作为长期伴侣住了进来。虽然劳拉的家人已经知道她的性取向好几年了，但黛布拉从未公开与父母谈论过这个问题。黛布拉没打算和他们坦诚地谈论她和劳拉的关系，而是要求劳拉暂时搬出她们的房子，通过搬走劳拉的东西，她隐藏了证明她们的伴侣关系的所有证据。当黛布拉向劳拉提出这个计划时，她们之间爆发了争吵，接着劳拉威胁说要永远离开黛布拉。劳拉对黛布拉的隐瞒感到愤怒，她坚持要黛布拉在她在场的情况下向父母宣布她们的关系。

治疗聚焦于探索黛布拉对自己性取向的羞耻感，以及她与她保守的父母进行公开讨论的可能性。劳拉对黛布拉的要求是治疗的另一个目标，因为这些要求在黛布拉感到自恋受损或自恋被威胁时呈现出一种咄咄逼人且苛刻的倾向。起初，劳拉以一种含糊不清的方式讲述了自己的背景，尤其是她与父亲和哥哥的关系，为了追求被她称作"自由和平等的个人权利"的东西，她曾与他们进行过激烈的抗争。

尽管最初劳拉的描述都是意识形态的陈词滥调，但最终我们了解了更多关于她的模式的起源，以及它是如何与她和黛布拉的关系产生关联的。例如，我们发现，劳拉的坚定和叛逆的品质，正是黛布拉被她吸引的地方。在黛布拉的生命中，她一直很犹豫、被动，并倾向于自我怀疑，尤其是在面对她那固执且自以为是的母亲时。

黛布拉和劳拉围绕着一个无意识的协议组织了她们的二元自我，即劳拉将在这段关系中占据更多的主导地位，而黛布拉则负责跟随她的"领导"。劳拉改善了黛布拉的不自信，并且通过照顾黛布拉并替她抗争而获得了满足感。与此同时，在一段能够支持劳拉的主导权的关系中，她还体验到了一种熟悉的感觉和一种与她的原生家庭的联结。现在，当黛布拉与母亲那未解决的问题浮出水面时，她的被动与劳拉的直接面对和掌控的倾向之间发生了直接的冲突。

由于黛布拉的父母最近几周就要来了，因此治疗是以一些短期目标开始的，其中包括向劳拉指出，她对黛布拉的要求在帮助她接受性取向方面是徒劳的。这让黛布拉有机会修通她对自己的性取向的感受，同时为她更坦率地面对她的父母铺平道路。劳拉和黛布拉之间的紧张关系及分手的风险得到了成功的改善，因为黛布拉开始更坦诚地和父母谈论这些问题了。

在成功的短期治疗之后，劳拉和黛布拉决定继续接受治疗。现在，我们将把关注点转移到处理她们的伴侣关系中缺失的弹性，以及她们有问题的动力学功能上。如果劳拉能对黛布拉的被动给予更多的宽容，同时减少她想要支配和补偿黛布拉的需要，那么她们就有可能建立一个关于角色和模式的更加公正的平衡。与此同时，黛布拉也将被容许和鼓励在她们的关系中塑造更多的坚定感和力量感。

对劳拉进行工作需要我们探索她在早年经历中与哥哥和父亲的关系，因为她认为他们都是有辱人格且残忍的。她对他们的恨是她内在心理的基础，而凌驾于他人之上的优越感和权威感则成为一种防御，以防止自己再次屈从于其他人的统治。而黛布拉现在正面临与母亲达成协定的境遇，母亲对她的控制与她和劳拉创造出的情形非常相似。尽管黛布拉在童年时期对母亲的理想化和依赖为她提供了保护和安全，但进入青春期之后，这也减少了她发展自主性的机会。此外，父亲的被动，以及他因默许妻子的主导权而甘愿待在妻子的阴影之下的倾向，为黛布拉提供了一个关于父母角色的榜样：无意识地鼓励他的妻子掌权，并抑制自己的力量。这种伴侣范式现在在劳拉和黛布拉的关系中重现了。随着劳拉和黛布拉对她们与父母及与原生家庭的关系的深入理解，她们逐渐能够增强她们的二元自我功能的弹性了。

晚年伴侣

晚年伴侣会遭遇一个挑战，一个不同于成年生活的所有其他阶段所固有的挑战。退休有时是一个重大事件，但当伴侣能够相互提供支持，同时接受事业的丧失、社会地位的改变和躯体功能的变化时，退休这件事也能被平静地对待。在生命的这一阶段，核心的发展任务变成了对意义和满足感的补给和重组，然而对许多伴侣来说，这些曾一度是由工作给予的。在这一阶段，伴侣往往会拥有更多的自由时间，并且这些自由时间一定会被分割为新的或重启的培养兴趣爱好的时间，还有与彼此相处的时间。两个人如何对这种变化做出反应，引出了一系列新的发展性挑战，此刻，伴侣双方必须对此进行协商。

一般来说，在晚年生活中保持二元自我的适当的弹性和渗透性，并且在工作和事业、亲密和娱乐之间保持舒适的平衡的伴侣，将在应对退休所带来的转变时，更容易接受他们必须承担的心理上的丧失和变化。然而，对有些伴侣来说，退休的过程应对和处理起来却不那么顺畅。对这些伴侣来说，事业和/或工作从历史上看对个人或二元自我来说是如此重要，以至于伴侣很难顺畅地整合亲密、娱乐和工作。而现在，随着伴侣一方或双方事业的结束，他们关系的动力发生了变化，问题便也出现了。

玛蒂和阿特是一对已经结婚55年的夫妻，他们打电话来预约了咨询。玛蒂最近从她积极的慈善事业中退休了。尽管阿特在几年前就卖掉了他成功的工程公司，但他仍旧作为顾问飞往世界各地的工程公司。

玛蒂和阿特现在离80岁只有几个月了，他们的关系出现了问题——表面上是关于去哪里旅行、什么时候去或如何去的问题。他们的四个孩子都已长大并结婚生子，并且都住在乡下的偏远地方。尽管玛蒂多年来一直对他们的子女和孙辈保持着热情，但是玛蒂和阿特与他们并不是特别亲近，因为阿特不愿意开车去看望他们。玛蒂害怕坐飞机，所以她只能坐汽车或火车去看望孩子。阿特也拒绝开车旅行，他认为这是一种对时间的浪费。最近，阿特告诉玛蒂，她只需要"克服困难，登上飞机"，这引发了玛蒂相当大的愤怒和反抗，他们之间的冲突现在已经变得难以控制了。

第一眼见到阿特和玛蒂时，我就对他们的活力和敏锐的思维印象深刻。玛蒂在第一节会谈中引领了方向，而阿特在玛蒂的整个叙述过程中一直不耐烦地坐在那里。他看着窗外，不时看看手表。尽管阿特的注意力分散得很明显，但玛蒂没有搭理他，而是继续费力且详细地解释着自己。虽然我也注意到，从玛蒂详尽的阐述中分心可能是很容易的，但我对阿特公然但非言语地无视玛蒂的担忧感到恼火。我很怀疑，他来咨询是否仅仅是为了安抚他的妻子？还有，我对他的不满是否代表了对玛蒂的认同，她对旅行的抱怨是否只是这段关系中一个更普遍的问题的症状？

玛蒂描述了她对阿特不愿意开车去看望女儿和家人的愤怒，因为他们正在举行庆祝孙女 16 岁生日的派对。阿特原本计划去日本出差，虽然他会参加派对，但他当晚会迟到。阿特一口咬定，如果玛蒂不愿意自己坐飞机，她就应该让姐姐开车送她。听到阿特的建议，玛蒂变得更加愤怒了，她说阿特只考虑他自己的需要，在他们的整个婚姻中他都是如此。当听到玛蒂的愤怒逐步升级时，我突然注意到阿特试图抑制自己打哈欠，他转向我问道，他们的会谈会持续多久。他补充道，晚些时候他不得不离开去赶飞机。看到阿特嘲弄的表现，我开始怀疑，他不愿意开车送妻子在多大程度上可能代表一种更持久的自恋特质？或者，他的行为是否是一种对玛蒂的喋喋不休的被动攻击？我会等着看到底是什么。

妻子愤怒的抱怨和担忧遭遇了丈夫的忽视和露骨的鄙夷，这是治疗的关键时刻。虽然玛蒂的抱怨行为确实令人恼火，而且对实现目标毫无益处，但阿特的轻蔑行为似乎也同样令人愤怒。由于对阿特感到不满，因此我回应道："阿特，我看到你在努力抑制自己打哈欠，但我认为你表面上的无聊可能表明你对玛蒂的担忧漠不关心。"接着是一阵令人不舒服的沉默。在这段很有意义的沉默里，我在玛蒂和阿特之间反复地转移视线，他们都盯着我，似乎看了很久。突然，阿特咧嘴笑了起来，而玛蒂依旧面无表情。阿特说："你知道吗，孩子，我想以前从来没有任何人对我说过这样的话。但我确实很无聊，而且非常生气。"虽然阿特承认我的观察是正确的，但称呼我为"孩子"是一种居高临下的姿态，这似乎是他展现自己的优越感的又一次尝试。

随着治疗的进行，我们能够了解更多关于阿特和玛蒂的二元自我功能，以及在他们55年的婚姻中，它是如何维持他们的婚姻的。阿特和玛蒂第一次见面大概是在60年前，在玛蒂的父母为她举办的初入社会的舞会上。玛蒂是作为独生女长大的，她坦言，她被父母和祖父母宠坏了。阿特是那场舞会的服务人员。玛蒂对他帅气的外表和魅力印象深刻，阿特和玛蒂都承认那是他通往成功的钥匙。

阿特成长在一个贫困的环境中，由单身的母亲抚养长大。他14岁时离开了家。19岁时，他开始在一家为社会精英提供服务的餐饮机构工作。尽管阿特只在那家公司工作了很短的时间，但他成功地获得了在玛蒂所居住的豪宅工作的机会，舞会就是在那里举办的。玛蒂说，尽管阿特力图给她留下深刻的印象，但她起初还是被他"低下"的地位震惊了。当阿特最终说服她和他出去约会时，玛蒂的父母很反对，并且积极地试图断绝他们的关系。

尽管父母反对，但玛蒂还是开始和阿特约会，在短暂的求爱期后，他们结婚了。在玛蒂父母的经济支持下，阿特读了大学，获得了工程学学位，并最终创办了自己的公司。玛蒂在大多数时间里都是独自抚养孩子的，与此同时，阿特带领他的公司走向了辉煌。在他的孩子们长大的岁月里，他几乎没有参与他们的生活，对此，玛蒂似乎是可以接受的。随着孩子们日渐长大，玛蒂将注意力更多地转移到了她的慈善工作上。尽管阿特和玛蒂会一起参加社交活动，但他们的关系却一直很疏远，并被他们各自的事业和他们所生活的上流社会结构限制并维持着。

到现在，我在咨询中的印象是，这对夫妻多年来在维持婚姻和抚养孩子的同时，过着各自的生活。亲密，甚至是物理上的在一起，都是微乎其微的。然而，亲密似乎并不是被牺牲掉的，因为他们似乎都不想要它。玛蒂和阿特以一种促进他们各自利益的方式建构了他们的二元自我，同时避免亲近和亲密。图 6.1 中的 A 描绘了他们的关系结构。两个人都找到了尊重自己的自恋需要的伴侣，同时不用负担彼此对亲近和亲密的渴望。然而，最近玛蒂的退休似乎让她在关系中增加了另一维度的需要，而那是阿特不愿意让步的。

阿特和玛蒂这对晚年伴侣说明了与二元自我有关的一些重要观点，以及二元自我是如何在伴侣双方之间运作的。如果二元自我功能维持了伴侣双方的自我，那么随着时间的推移，他们完全有能力将关系维持下去。尽管我已经在本书的许多案例片段中描述了那些二元自我蚕食了伴侣一方或双方的自我的伴侣，但是玛蒂和阿特的案例展现了一种不同的现象，多年来，他们的二元自我一直充分支持着他们各自的自我。他们无意识地共谋了只从彼此的自我中采纳和获取很少的部分，来取代利用彼此来增强自己的自恋。现在，玛蒂即将退休，她需要阿特提供额外的支持，这改变了他们作为夫妻的动力学功能，并引发了他们之间的冲突。

伴侣治疗需要我们处理他们先前具有功能的自恋性的二元自我，同时慢慢地解决有关妥协和弹性的问题。最终，我们是否要提及关于他们的亲密和性的缺失问题，还有待考量。

第 7 章

背景、关系的维护和修复

在前几章，我探讨了伴侣选择和伴侣形成过程中所涉及的心理学、生物学和社会学因素。我讨论了对伴侣的寻找是如何以依恋的需要和对变化的无意识渴望作为基础的，而关系是如何通过持续的无意识交流来发展和维持的。我强调了内部客体关系的重要性，以及这些关系范式是如何融入二元自我的（二元自我是一个协同建构的系统，通过双方自我的有意识交流和无意识交流协同运作）。最后，我还讨论了关系的满意度是如何依赖于二元自我功能是否能支持和增强伴侣双方的自我的。

在本章，我将把注意力转向在自我表达与相互爱恋和丰富关系之间维持复杂的平衡所涉及的具体因素。我将试图定义一些特征，这些特征将成功地增强自我的伴侣关系与倾向于损害自我甚至最终损害二元自我的伴侣关系区分开来。到目前为止，我已经建立了一个模型来理解亲密伴侣关系的形成和发展，以及其对自我的影响。现在，我将通过了解人与人之间的联结的本质及它与依恋的关系，以及它们是如何被伴侣间微妙的交流所调和的，来扩展我们对这些过程的理解。我将通过一个临床案例来说明无意识冲突和关系模式是如何影响自我，进而影响伴侣之间的交流及二元自我中的有意识交流和无意识交流的。

两个自我、伴侣双方，以及沟通

尽管伴侣治疗和夫妻治疗领域的所有治疗师和作家可能都一致同意，沟通的质量是获得关系满意度的基础，但实际上是什么构成了这种质量，以及对伴侣的支持或支持的缺乏最终是如何被表达的，可能会因为心理学专业人士认同的理论不同而存在差异。例如，精神分析取向的治疗师大多会认为，在两个个体之间的交流中占据主导地位的是无意识交流，不管是在婚姻关系、亲子关系，还是在治疗师与病人的关系中。的确，言语和行为都相当重要，但更重要的是通过言语、行为、微妙的语气、音调的变化、面部表情、眼神接触和身体姿态传达的无意识的情感、愿望和需要。更复杂的是，最终传达的信息不仅由发出信息的人决定，也由接收信息的人决定。

如今市场上的大多数自助类图书都聚焦于通过有意识的联系进行交流。这些图书的作者有时会提供如何与孩子、学生或伴侣交谈的意见和建议，甚至可能提供与特定的性别有关的见解或改善性功能的建议（Gordon，1970，1974；Gray，1995）。然而，这些图书中的大多数，很少会关注正在运作的无意识过程及在伴侣关系中重要的发展性因素是如何复现的。

虽然自助类图书可能会有启示作用，有时甚至可以通过鼓励治疗带来希望，但是它们往往不足以帮助那些在沟通上存在困难的伴侣。其根本原因是，伴侣之间实际交流的内容往往与沟通网络中发生的言语和行为存在很大的不同。因此，它们所提供的方法不能解决导致沟通困难的根源。一刀切的方法与本章的论点形成了对比：亲密伴侣关系中的实际交流内容主要是无意识的，它源于对自己和他人的根深蒂固的信念，服务于联结、依恋和对转变的无意识渴望。

以此为前提，我们被引领到情感、自我需要和沟通过程本身的领域。在讨论关于沟通的一些重要特征的过程中，我将考虑自体心理学家的宝贵贡献，这些精神分析学家拓展了我们对自我需要和它们在人类发展和心理治疗中的重要性的理解。

海因茨·科胡特试图重新阐述精神分析治疗的本质，并彻底背离了传统精神分析理论已然存在的基础网络。他的观点有助于我们更好地理解沟通的本质，而且重要的是，它有助于我们更好地理解人类心理需要的普遍性，以及它们是如何由一个人传达给另一个人的。基本需要是最初的也是最重要的，包括照顾、庇护、食物和人际交往。其他自我需要，包括学识、需要学习的技能，或者从那些持有技能证书的人那里习得的技能。老师–学生、医生–病人、牧师–教区居民、父母–孩子，以及亲密伴侣关系，都是关系配对的例子，每个二元关系中的个体都需要一些对自我来说重要或必要的东西，我们将其定义为**自我需要**（self-need）。

例如，尽管师生关系的首要目的是为学生提供事实和技能，但教育工作者都很清楚，当教师和学生之间有基本的融洽关系并且互相尊重时，学生的学习效率很可能会提高。当基本的自体客体需要在伴侣关系中得到满足时，关系的目的就会得到促进。这包含了一种沟通模式和一种由充分满足个体需要的共情和肯定构成的人际环境。

科胡特最初将自体客体定义为婴儿所处环境中的某个人，由于婴儿的自体尚未成熟，因此他无法将他人与自己区分开来（Kohut，1977）。这些在客观上不同的他人（通常是母亲或父亲），通过满足婴儿的基本需要为婴儿提供了必要的功能——自体客体功能——这是婴儿此时还不能为自己提供的。婴儿只有一种基本的自体感，它完全依赖于满足基本的身体需要和心理需要的父母表征。在不断发展的过程中，儿童逐渐将这些自体客体需要内摄进自我结构，并最终独立于最初的自体客体。

科胡特强调，最终浮现的自体将是儿童的天性与自体客体所传递的东西的混合体。通过与自体客体在心理上的融合，这些自体客体功能最终将被安置于儿童的心智结构中。科胡特强调，儿童发展着的心智同时也受到儿童参与自体客体对他或她的主观体验的方式的影响，这也是在心理上与那个重要他人融合的一个功能。自体客体不仅通过语言，还通过语气、音调、触摸、凝视，以及一些微妙的交流向儿童传达信息——所有这些都使儿童感同身受，就像这些体验是儿童自己的一样。在成熟期，这个初生的成年人在理想情况下将整合一个足够一致且有弹性的自我结构，并独立于最初的自体客体。

科胡特最初将自体心理学概念化为对现有的精神分析理论的范式阐述，同时也是对发展心理学的一种扩展。由于儿童发展自体感的机制涉及在主观上与照护的自体客体融合的持续体验，因此共情的概念被构想出来，并被提升到一个卓越的地位。尽管自体心理学家最初就强调了共情在精神分析治疗中必不可少的作用，但是它在有效沟通中的突出作用是一个比较新的发现。在这里，我拥护它在亲密伴侣之间的沟通中的重要性，通过肯定和支持，伴侣之间的依恋的纽带得以形成和维系（Hazan，Campa，& Gur-Yaish，2006；Shaddock，2000）。

科胡特在扩展精神分析的理论时，并没有将投射性认同看作自体客体和儿童之间，或者伴侣之间的一种交流方式。相反，他的贡献集中在对发展中的儿童和在精神分析情境中的病人的共情的传递上。当强调自体客体在给予一个在心理上有益的环境方面的责任时，科胡特并没有在他的著作中过多地强调儿童或其他接受者如何接收交流（的信息），或者依据他或她的心理结构来解释它。虽然我相信他对此做出了猜想，但是他强调了父母或分析师共情失败的必然性，这导致了沟通中的困难，并最终成为自体失败的根本原因。就我们所探讨的部分而言，共情失败可以被解释为自体客体的防御性努力，即通过将不想要的品质投射到自体外部或投射到他人身上来摆脱它们。此时，自体客体的预期性共情被自体中必须被紧急驱逐的部分所污染，不管怎样，现在对伴侣另一方的真实体验的扭曲被创造出来了。

系统和自我

尽管我试图在各个心理学流派的思想之间保持理论上的同等距离，但我更倾向于以系统论和自体心理学作为补充的客体关系范式。虽然有些人可能会认为，客体关系理论已然包含了一种沟通的理论，再提系统论是不必要的，但是系统模型还假设，随着伴侣双方以他们独特的沟通模式发展他们的关系，他们将会为彼此提供刺激，以修正、维持和调节对方的行为与情感功能。投射性认同的概念具有特殊的解释效用，可以帮助我们理解伴侣是如何通过将不想要的自我部分投射到另一方身上来驱逐它的。

不管怎样，系统模型通过丰富我们对两个个体如何通过塑造彼此的感受和回应方式来影响彼此的理解，增加了一个新的维度。实际传达给他人的东西 —— 例如，以愿望、需要和情感的形式 —— 会对伴侣系统产生调控的作用，因为伴侣双方发展了一系列关联的刺激和回应方式的序列，从而成为彼此功能的原因和结果。这种协同作用提供了二元自我的动力学运动和平衡，创造了关系的特征，这些特征往往与形成伴侣关系的双方的个人特质不同。这就解释了伴侣治疗中的一个众所周知的现象，即在治疗师看来，同一个病人在个体治疗中的性格特质和个人品质，似乎与其在和伴侣一同进行的治疗中的关系风格截然不同。

下面的案例片段阐明了我提出的几个重要观点：非言语传达的情感状态的重要性、伴侣的沟通风格是如何导致二元自我无法提供必需的自体客体品质的，以及当二元自我无法调控愤怒的感觉和控制的渴望时，关系的修复品质是如何被破坏的。

金妮和弗兰克

金妮和弗兰克是一对 40 多岁的夫妻，他们咨询时处于明显的愤怒状态，以至于在会谈开始前，我的助理便急匆匆地跑进我的办公室告诉我这一点。等候区的其他几位病人在这对夫妻面前似乎感到很不舒服。我的助理谢丽尔显然也对这对夫妻的强烈情绪感到不舒服，而对于这位和我共事了许多年的经验丰富的专业人士来说，这种反应很不寻常。当我问谢丽尔在等候区到底发生了什么时，她回答："哦，实际上什么都没有发生。"于是我问她："好吧，那他们说什么了吗？"她再一次告诉我："什么都没有。他们只是对彼此非常愤怒和冷漠。呃，我猜一方面是因为他在不断弄响杂志，而她……

呃，她看起来很生气。他们面对面坐着，其他病人都在看着他们。"

我对她传达给我的信息感到担忧且好奇，并向她重复了她实际上说的内容："所以等着来见我的这对夫妻对彼此很生气，但他们什么都没有说；然而，等候区里的其他病人都感到不舒服。"谢丽尔看着我，现在她对自己的观察和我对她刚才告诉我的话的总结感到困惑。此时，她和我都意识到了这样一种情况，即来见我的这两个人之间的情感的强度已经到达了一个临界点，即使没有说任何话，他们的情感就已经投射到接待室，并且侵入其他人的心理空间了。

这种双方没有任何实际上的言语交流，但是对彼此的感受却弥漫于整个接待室的互动，提供了一个引人入胜的关于非言语沟通领域的说明。在确立了投射性认同是伴侣的无意识沟通、二元自我和反馈回路的基础后（这对伴侣来说是一种调节），现在我们将考虑这个沟通系统是如何有可能破坏，或者支持和增强伴侣的幸福的。弗兰克和金妮没有说一句话，就传达出了一种强烈的情感，在他们周边的范围内，所有人都体验到了他们的感受，就好像读懂了他们的思想一样。

虽然我没有见过这对夫妻，但他们的情感功能已然通过非言语沟通被我领略到，这为我们提供了一个关于情感是如何在人们之间流动的例子，不管是通过语言还是不通过语言。肖尔（Schore）已经论证了母亲和婴儿之间的沟通模式是通过**卷挟**（entrainment）[①]作用发展起来的，这是一个心理物理过程，通过大脑右半球转译和存储信息，同时根据声音的音调、嗅觉线索、身

[①] 译者注：卷挟指的是个体与外部客体节奏的同步性，它通常是由与个体发生互动的其他人或物造成的。

体姿态、手势和特殊的习惯发展彼此的同步性。传达的内容是用来调节彼此的情绪状态和回应方式的情感中的微妙之处的（Schore，1994，2003）。

肖尔的研究为投射性认同概念提供了一个心理生物学模型，这是亲密伴侣在传达情感状态、需要和欲望时的基本交流模式。卷挟的概念也为二元自我的相互支持的品质提供了一种解释，这种品质会发展为伴侣间的调控因素，同时为依恋提供基础。例如，随着伴侣双方对彼此的非言语线索和习惯越来越熟悉，伴侣会慢慢地发展出一种情感的同步性，从而削弱或增强伴侣之间的亲密。

金妮和弗兰克最明显的情绪是愤怒，至少在作为一对伴侣出现时是这样。然而，他们天生就是愤怒的人吗？如果是这样，他们是如何找到彼此作为伴侣的？为他们曾经的爱的联结提供基础的最初的吸引是什么？如果他们不是天生就愤怒的人，或者一个是而另一个不是，那么他们是怎么陷入对彼此的长期愤怒状态中，并导致他们现在前来寻求治疗的？他们在对方身上想得到什么，需要什么？他们为什么不满足？在他们的期望中，自我被压抑和现在被投射的部分是什么？随着这对夫妻的故事的展开，这些问题将成为治疗师的主要方向。

当我走进接待室与这对夫妻见面时，金妮从椅子上站了起来，并向我走了过来，而弗兰克仍然坐着。我站在门口，金妮低声说她想和我单独谈话。我迅速瞥了弗兰克一眼，他好像还在全神贯注地读着杂志。因为他们之间可能或至少无意识地达成了一致，即金妮自己接受咨询，于是我示意她进来，把弗兰克留在等候区。这时我很好奇为什么他们作为一对夫妻前来，却选择让金妮自己开始咨询。

金妮坐了下来，然后她马上就跟我说，她感觉自己无法再继续维持与弗兰克20年的婚姻了。她说他们的三个孩子鼓励他们前来寻求治疗，因为他们非常依恋父亲，害怕父母离婚后会失去他。他们12岁的女儿最近被诊断为肠易激综合征，她的医生认为这可能是由他们的婚姻不和谐造成的。金妮对我的语气和态度都很体贴，她对他们那麻烦重重的婚姻对女儿的影响表达了担忧。我短暂地忘记了我先前得到的信息——这对夫妻在等候区所表现出来的弥散的愤怒。现在和我在一起的是一位轻声细语且小心翼翼的女人，她表达了她对自己那麻烦重重的婚姻作为女儿病症的根源的愧疚。到目前为止，还没有任何迹象显示出我在先前描述的那种强烈的愤怒。

我对金妮说，我想听更多关于她和弗兰克之间的问题，以及他们是如何达成一致，让她一个人进来的。她回答，她认为如果她在第一次给我一些背景信息，我就可以更清楚地了解他们的问题。我想，金妮的回应似乎很表面。我问她："还有其他原因吗？"金妮低下头，沉默了。当我问为什么他们不一起进来时，她抬起了头。接着她说，多年来，她一直都觉得她的婚姻陷入了困境。因为抚养孩子成为适应良好的成年人是她和弗兰克的共同目标，所以他们决定继续他们的婚姻，尽管他们对彼此感到不满。

我问金妮，她是如何理解她和弗兰克之间的问题的。她回答："我们很难共处于同一空间，每当他一开口，我就会非常愤怒。不管他说什么，我都想和他争论。他也和我一样。"金妮似乎在描述一种习惯性的互动模式，在这种模式中，他们以强烈而直接的愤怒相互回应，并且很容易被对方激怒。金妮所说的"每当他一开口"，她就会非常愤怒，暗示着这对夫妻似乎通过卷挟作用发展出了一个僵化的、被动的，并且对他们的愤怒互动相互调控的二元自我。我问她，他们对彼此的愤怒有没有可能是他们选择不一起进来的原因。

然后她说，她和弗兰克对彼此根本不能容忍，以至于他们的其他朋友都不想再和他们待在一起了。金妮说："除了他以外，这个世界上没有任何人能如此轻易地激怒我了。"接着，她告诉我，他们已经到了彼此都无法礼貌相待的地步，更不用说互相支持了。例如，弗兰克一直在经历一些工作上的问题，而他不再和她讨论这些问题了。金妮说："他不再跟我讨论任何事情，而我真的一点都不在乎。虽然我觉得我对他的那种冷漠并不像我。当我们和别人在一起时，我们都是友善的人。但是似乎当我和弗兰克在一起的时候，我们马上就会变得面目可憎。"显然，她对她所描述的他们的情绪状态的变化感到困惑。

金妮似乎在描述一个她和弗兰克共同体验到的二元自我，它与他们各自的自我都不相容。他们二人的自我似乎都失去了与自体客体相关的功能，而且亲密和联结也随着时间的推移而变质了。这时，我感觉到我有机会通过询问金妮的成长背景来加深我对他们的境况的理解。于是，我问道："金妮，你刚才说，除了他以外，这个世界上没有任何人能如此轻易地激怒你了。那么曾经有人让你愤怒过吗？"经历了短暂的沉默后，金妮回答："呃，可能是我父亲吧。"接着她告诉我，她小时候和父亲特别亲密。然而，当她进入青春期后，父亲无法容忍她的独立。每当她对父亲的立场提出异议时，他要么被激怒，要么用沉默和回避来惩罚她。这是关于金妮内心世界的第一个线索——能够为最终理解她和弗兰克的关系困境提供线索的一段历史。

现在我开始明白这对夫妻最基本的困境了，于是一个新的问题产生了，我们该如何继续。我很清楚，金妮独自进来是因为她很难和弗兰克待在同一空间。避免见到彼此，可以尽量减小他们之间很容易产生的愤怒的强度，但在某种程度上也会降低解决他们之间的冲突的可能性。

突然，我注意到我对弗兰克被留在等候区有些焦虑。我提醒自己，他们最初预约的是伴侣咨询。可是，相比于金妮，我似乎更关心这个问题。所以，我对这对夫妻在咨询中的表现所感受到的焦虑，意味着什么呢？担心弗兰克会感到被冷落吗？我开始仔细思考，以理解在他们的关系中发生的事情。对于弗兰克加入治疗的问题，我向金妮表达了我的意思。我问道："金妮，现在只剩下 20 分钟了，而我意识到弗兰克还没有进来。你对此有什么感受吗？"

金妮以一种似乎对弗兰克不屑一顾的方式回应了我。她说，弗兰克其实本来就没打算进来，他前来咨询只不过是想"操控"她。在这里，金妮似乎把控制的形象归咎于弗兰克，但是她似乎也试图通过不让他参加治疗来控制他。意识到弗兰克可能会从会谈中被排挤出去，并且这在某种程度上可能会影响治疗，于是我对金妮说，因为弗兰克是和她一起来咨询的，所以我的理解是他们前来寻求的是伴侣咨询，如果是这样，他似乎就应该参与进来。金妮不情愿地承认了她理解我所说的话。

弗兰克走进咨询室，看上去有些不安。当他在金妮旁边坐下时，我立刻开始感受到我的助理所描述的那种相互蔑视的感觉。经过简短的介绍后，我问弗兰克，他是如何理解他们的困境的。他很圆滑，说他和金妮对彼此的观点和见解变得"不够宽容"。接着他把自己描述为"一个非常固执的人"，并提到他的原生家庭，他是家里的五个孩子中最大的那个，负责在父母晚上工

作的时候照看弟弟妹妹。弗兰克很清晰地说，他在很小的时候就被赋予了
领导的地位，这意味着他赢得了在家庭中展示自己权威的权利。弗兰克说：
"她一直都知道我对大多数事情都有强烈的意见，而她曾经确实是喜欢我这
一点的。"他继续说："但随着时间的推移，她觉得我在控制她，即使是我在
对政治和其他类似的事情发表意见的时候。"

弗兰克以一种有点像演讲的方式说，金妮"控制欲"非常强，但是她拒
绝承认这一点。弗兰克以一种苦闷的语气说："现在她只是无视我，我想我
也开始无视她了。"在这里，我被弗兰克的观察所触动，金妮无视他，并且
她的控制欲很强。这引起了我的注意，因为我已经体验到金妮想要把他逐出
会谈并主导这一切了。听到弗兰克对他们困境的描述，金妮突然变得不再镇
定。她愤怒地说："如果不是你总抱怨我不听你讲话，或者我变得多么冷漠，
又或者我就像我父亲一样，也许我根本不会不理你。"尽管我和弗兰克只对
话了几分钟，但看起来他确实是挑剔且趾高气扬的。可是，金妮漠视的态度
引发了他的抱怨，因为随着时间的推移，她越来越不愿意给予弗兰克她曾经
给过他的肯定。弗兰克越是抱怨他没有从金妮那里得到什么，金妮就越觉得
受到他的攻击和控制。随着时间的推移，他们之间的亲密已经被削弱了，因
为他们都越来越多地以不能滋养他们关系的方式回应彼此。

破坏性的情感及其通过自体客体关系的修复

当伴侣陷入危机时，治疗师必须对核心问题做出迅速的评估，并言语化
问题的动力，以降低张力与愤怒，避免伴侣的攻击性所带来的破坏性。当考

虑到所有这些都必须完成，同时要协助伴侣找到继续治疗工作的希望和动机时，这就成了一个艰巨的任务。当然，这与处理个体的问题并不是完全不同的。但对于陷入危机的伴侣来说，治疗师可能需要提供更即时的反馈，帮助伴侣控制他们的愤怒、绝望和其他破坏关系的情感。

尤其重要的是，这些情感是阻抗的养料，阻碍了伴侣回到治疗中的意愿。但需要治疗师立即关注的不仅仅是（伴侣的）交互影响中的愤怒和煽动性。愤怒本身，甚至是其不稳定性，通常都不会给关系带来最具破坏性的影响。给关系带来最大风险并威胁其存在的是伴侣之间的愤怒，它破坏了修复关系所需的必要的自体客体关系的品质。

对于那些情绪特别不稳定的伴侣来说，他们的愤怒已然变成了一种长期的模式，在一个小时的时间里评估出他们的核心问题是更加困难的；同样，处理他们的危机，做出干预来帮助他们控制情绪，同时获得治疗的动机，也是更加困难的。因为处在危机中的伴侣，在离开咨询时往往依旧会体验到强烈的情绪，所以他们将会继续讨论甚至争论那些在治疗时间内遗留的问题。在这种情况下，尽管治疗师尽了最大努力来提供必要的控制措施，伴侣还是有可能放大他们最具破坏性的情绪状态。

此外，在出现了相当多的情绪，尤其是投射性认同特别明显的会谈中，治疗师可能会变得情绪紊乱。治疗师有可能会失去在工作中的冷静，这会破坏治疗师为伴侣提供干预，并帮助他们控制他们最具破坏性的情绪状态的能力（Zeitner，2003）。在后面的内容中，我会对关于技术的问题做更多的说明。

此前，我强调了依恋功能对亲密伴侣的重要性。我已经扩展了对投射性认同的理解，它作为一种基本机制，在伴侣交流时将各自需要对方包容的自我品质放置于彼此之中。在某种程度上，如果伴侣双方能够接受彼此的投射，那么二元自我的形成就有可能使关系变得充实，这样，伴侣双方就会体验到一种被增强和转变的感觉（Bollas，1987）。但是，自我蓬勃发展所需的人际关系的具体特征是什么呢？它们又是如何在行为上表现出来的呢？

科胡特说，母亲必须满足孩子的自体客体需要，以确保其自我的健康发展。他通过强调自体客体需要在心理治疗中的重要性，将他的发展理论推广到治疗过程中，并暗示其适用于人一生中所有形式的亲密关系。尽管科胡特自己没有建立一种关于依恋本质的心理学，但是沙道克（Shaddock，2000）将自体客体功能描述为走向依恋的"窗口"。

伴侣的自体客体功能

当伴侣双方的愤怒与其他破坏性的情感固着于二元自我中时，他们将无法以滋养和修复亲密关系的方式进行交流。在这一节，我将详细阐述那些与亲密伴侣特别相关的自体客体功能，没有这些功能，伴侣在修复难免的创伤和在亲密关系中产生的攻击性方面的能力就会受到损害。如果可以的话，我将用金妮和弗兰克的案例来说明自体客体关系的品质，以及它对维持与修复关系的能力的影响。

倾听

尽管对科胡特来说，倾听并不是一个特定的自体客体功能，但对我们来说，它代表了一种基本的模式，通过倾听，伴侣双方能够沟通他们的需要和愿望。《新韦氏英文词典》(*Lexicon Webster's Dictionary of the English Language*，1989) 将倾听定义为"有意识地用耳朵听"。然而，在亲密接触中倾听对方，是一种远远超出"倾听"这个词的字面意思的行为。对亲密伴侣来说，这意味着伴侣所传达的内容不仅要被听到，而且要被听懂。要做到这一点，就必须有一个行为上的信号（言语的或非言语的）向伴侣表明交流的内容被认为是重要的。在这里，我们再次注意到，在所有的亲密伴侣关系中，共情都是人际交往的必要特征，它可能总会以某种形式存在，以便真正的倾听发生。

例如，伴侣指责对方没有倾听，而对方感到被误解，这样的情形并不少见。同样，伴侣双方也很容易卷入争吵和僵局中，而这与自己是否被倾听没有任何关系。实际上，这表明伴侣一方对另一方的立场缺乏共情。相反，如果伴侣一方能够传达对另一方的立场或信息的理解，那么即使双方在实际问题上存在分歧，他们之间发生争吵或陷入僵局的可能性往往也会降低。倾听、理解和表达对伴侣的立场与感受的共情的能力，是亲密伴侣之间沟通的核心。

金妮和弗兰克的关系发展到了这样的地步：他们以共情的态度倾听彼此的能力受到了严重的损害。对此，一个最显著的例子是，弗兰克说金妮在他们的关系中已经到了忽视他的地步。（弗兰克）所使用的这个无伤大雅的词，立即点燃了金妮的愤怒，以至于她无法听到他的担忧，他感到孤独，并且怀念他们之间曾有的亲密。

这里还有另一层隐含的意味，弗兰克知道金妮欣赏他在许多问题上的强烈意见，并且他一度获得了相当大的肯定。现在她开始觉得弗兰克的意见是无法忍受的，她感到被他控制了。弗兰克越是解释他的观点，越是让她知道他在关系中想要什么，她就越觉得被批评和被控制，因为他在试图重新建立某种形式的人际关系。随着弗兰克越来越像她那控制的父亲，金妮变得越来越回避，现在她无法听到弗兰克对失去他们曾有的联结的恐惧了。

共情

共情的概念在心理学和心理治疗中已经有了漫长且辉煌的历史（Rogers，1961）。科胡特和当代自体心理学家向我们展示了它在自我发展和沟通过程中的地位，并将其视为精神分析工作的中心（Kohut，1959，1971，1977）。共情是心理治疗师最重要的工具之一，因为它使治疗师能够通过替代性内省来理解病人的内在心理体验，它也是促进依恋的人际联结的一个核心特征（Shaddock，2000）。通过增强促成并维持亲密与依恋的心理边界的渗透性，共情能够使亲密伴侣了解彼此的内在体验和动机，同时成为运作良好的二元自我的基本特征。

对于关系已经陷入长期的愤怒状态或其他负面情感状态的伴侣来说，我们可以假设（他们的）共情能力也同样衰退了。金妮和弗兰克就是这样。尽管在他们关系的早期，金妮一直赞赏弗兰克自信的风格和强烈的固执己见的天性，但随着时间的推移，她开始体验到他试图在几乎各个方面控制她。因为弗兰克已经被金妮体验为父亲的一个无意识表征——那个在她进入青春期时威胁她的自主感的形象 —— 所以她现在无法维持她的共情，以至于她无法听到他的抱怨，即他渴望亲密，并希望重新获得他曾一度从她身上得到过的赞赏。

同样，弗兰克希望重新获得赞赏的迫切需要，是由他希望恢复像他在原生家庭中那样的权威地位驱动的，这使他很难理解，他的抱怨被金妮体验为企图控制她。随着时间的推移，他们对彼此立场的共情退化了，金妮和弗兰克现在受困于相互增强的愤怒与控制的二元自我中 —— 他们觉得这与他们各自的自我格格不入。

拥有共情意味着一个人能够以一种相对不受个人的主观性影响的方式理解另一个人的体验的本质。尽管我们所有人都有缺陷（这与我们和早期养育者及重要他人的关系有关），但是对于一个尚未得到处理的有毒的关系范式来说，仅仅通过压抑将其封印是不够的，在遇到伴侣的品质和行为与早期的关系范式过于类似的情况时，我们依旧会有在关系中爆发冲突的可能。来自早期发展阶段的有毒的关系代表了一种心理损伤，当伴侣一方将对方体验为原始的有害的他人时，他的共情能力可能会遭到破坏。

镜映

倾听和共情是相互依存的，并且对所有亲密关系而言都是必不可少的，同时它们也作为有效沟通的特征和自体客体关系发生的基本特征模式发挥作用。尽管科胡特最初将自体客体作为自体心理学的核心概念，认为它影响着精神分析师和病人之间的关系，但是我们现在认为，自体客体的概念在理解所有在亲密伴侣关系中发生的沟通的本质方面可以有更广泛的应用。

科胡特最初对镜映的定义是，当孩子通过发展性成就的累积而成长和转变时，自体客体母亲映照并确认了婴儿的扩张和兴奋状态。镜映自体客体概念可以很容易被推演到伴侣心理学中。对我们的理论来说，镜映指的是通过有效地反馈伴侣的情感状态，来表达个体对伴侣的关注。镜映体验的核心在于，伴侣双方能够以一种确认并描述对方的情感状态的方式回应对方的情感状态，同时传达给对方：在我的体验里你是首要且重要的。传达参与到伴侣的兴奋和扩张状态中的行为是镜映的基础，同时镜映也代表了对对方最显著的情感的认识，不管镜映的伴侣所提供的是言语上的支持、建议，还是持续进行的对话。

镜映的关键和独特之处在于，不管是什么样的言语交流或非言语交流，自体客体都能参与到伴侣的情感体验中。其中最重要的是，在一种接纳性的氛围中传达积极的情感联结。这可能表现为，为伴侣体验到的或说出的信息提供洞察或澄清，或者仅仅是在伴侣叙述某件事时仔细地倾听，又或者只是在人际交往中保持眼神交流。镜映意味着，一个人通过倾听、注视、参与或积极地与伴侣互动，来映照出另一个人的体验。通过这个过程，伴侣的自我体验变得更加清晰、明确。通过镜映体验，依恋变得坚固，而自我既连接又分离的体验得到证实。

显然，金妮和弗兰克为彼此提供镜映体验的能力已经明显退化了。他们在接待室里背对着对方，而弗兰克不停地翻着杂志，这种冰冷的氛围传达出了他们对彼此的敌意。金妮和弗兰克都背负着与早年关系有关的未解决的内在冲突，所以他们无法欣赏彼此的行为，因为他们都表现得需要被镜映、被肯定、被理解。弗兰克体验到了金妮的拒绝，于是他觉得自己有理由表现得目空一切，并希望这种表现能让别人理解他。弗兰克不知道的是，他对金妮的父亲形象的认同只会让她变得更加愤怒和冷漠，让她更想逃离他。现在，他们彼此的需要和愿望都被阻碍了，基本的镜映也减少了，于是他们现在被困在了一个拒绝的、敌对的和相互控制的二元自我中。

理想化

科胡特最初对理想化的自体客体功能的描述来自他的观察，即病人需要一种在心理上与另一个人融合的体验，而这个人在力量、平静、安全和舒缓的品质上被病人赞赏，同时具备指引和鼓舞的能力。尽管我们很容易就能意识到，理想化对孩子的成长和发展至关重要，它也是助人职业中必要的元素，但我们可能很难一下子就意识到理想化对伴侣也是至关重要的。伴侣的理想化在本质上是一种无意识的安全体验，它让人想起最初通过父母形象实现的安全感。然而，这种对父母依恋的无意识表现现在却导致了一个艰难的处境——一种可能维持依恋，或者修复或重复早年成长过程中的创伤的关系（Clulow，2001）。

要想通过亲密伴侣关系建立一种安全的依恋，理想化必须维持主导地位，否则激情与亲密感很可能会减少。与其他的自体客体功能相比，个体内部和无意识地呈现在伴侣关系中的未解决的冲突及早期发展性失败被唤起得越多，理想化自体客体功能失败的可能性就越大。

最初让弗兰克和金妮走到一起的理想化已经消退了，因为他们在彼此的心目中都与早期的发展性失败联系在了一起。弗兰克强烈的自以为是的风格曾一度受到金妮的赞赏，而他体验到了金妮对他的才智和控制欲的崇拜，这对维持他的自尊是至关重要的。在成长的过程中，弗兰克在家里担任领导角色，负责照顾弟弟妹妹，但他缺乏父母的指导，因为他们是"不可得的"，弗兰克通过建立自己领导者的地位来调控自己的自尊。尽管在他们关系开始的时候，金妮一直钦佩他具有权威性的品质，因为这些品质代表了俄狄浦斯式父亲的那些受赞誉的特征，但最终她开始将弗兰克的苛责体验为青春期时（扼杀了她的自主性的）父亲的控制品质。

　　尽管对治疗师来说，询问双方最初看重和赞赏对方的品质是非常有用的，但对弗兰克和金妮来说是没有必要的，因为它已经被自发地提供了。当治疗师观察到伴侣对曾经理想化的品质的看法突然转变，变得厌恶甚至蔑视时，我们可以假设伴侣现在已经认同了早期发展过程中的有毒的内部客体。有了这种理解，治疗师就可以解决在治疗过程中呈现的相互投射的过程。

自体客体关系的发展

　　到目前为止，我们已经确定了自体客体对所有长期伴侣关系的重要性，没有亲密、情感，以及各种依恋的因素，伴侣关系可能会被动摇。我们已经论证了自体客体功能是如何激活伴侣之间的亲密感的，而当早期冲突性的客体关系在伴侣关系中重现时，自体客体功能又是如何被侵蚀，并变得功能失调的。当自体客体功能不再是关系中必要的成分时，伴侣关系修复情感创伤的能力就会受到损害，情感创伤必然会在日常生活中被不断体验。如果没有这些已经建立起来的功能，攻击性和其他破坏性的情感就会在伴侣关系中不断地累积起来，并固化在无法支持伴侣一方或双方自我的二元自我中。

尽管自体客体功能对维持伴侣的爱的品质与亲密的交缠至关重要，但是如果伴侣双方的发展性遗留问题没有被解决，我们就无法在治疗过程中教授或指导他们。正是通过这个过程，治疗师才能意识到人们会在亲密伴侣关系中寻求那些可能被挫败的发展性需要和愿望。当然，这将聚焦于心理动力的伴侣治疗与行为治疗或其他取向的治疗区分开来。当伴侣双方被鼓励在对方在场的情况下探索（自己）过去的关系，并专注于每个人独特的环境、早期关系模式和发展性障碍时，治疗师就可以帮助伴侣理解他们关系的动力学基础。

只有到那时，自体客体功能才有可能在二元自我中恢复，因为双方逐渐地、系统地消除了对彼此的有问题的认知和体验，同时开始理解他们自己和对方的内在世界。在咨询室里，治疗师会提供并建构理解和共情的氛围，通过持续的诠释过程，帮助双方揭露并最终处理他们无意识的关系模式。在这里，他们会将治疗师提供的自体客体功能逐渐内化，并逐渐在他们的关系中恢复这些功能。

第 8 章

当自我未能繁荣发展

在为伴侣关系的发展及伴侣双方怀着对转变的愿望和自我认同的需要奠定基础之后，现在我将说明这些目标可能无法实现的各种方式。在前几章，我们描述了当伴侣进入长期关系时所涉及的社会、心理和生物学因素。在这种情况下，伴侣双方创建了他们独特的互动或"舞蹈"，因为每个自我都必然会通过持续的投射性认同循环而被改变。随着伴侣的角色更加明确，二元自我得以成型，并通过有意识交流和无意识交流持续地运转，同时维持和支持双方的自我。二元自我是否能支持伴侣并将伴侣转变为不同的、充实的自我，将决定关系的成败。

转变：二元自我和连接

尽管到目前为止，我强调的重点都是通过无意识交流达成伴侣形成的复杂性，但在本章，我将重点研究这些过程及其对伴侣的自我体验的影响。我将考虑如下问题，包括一个有缺陷的或不稳定的二元自我可能破坏个体自我的各种方式，以及可能会出现的各种临床结果。

回顾母婴配对中的转变体验是在整个生命周期内渴望新的和不同的体验的前兆，并考虑在南美洲和欧洲部分地区进行的精神分析工作中出现的一些理论扩展，对我们来说是很有意义的。伊西多罗·贝伦斯坦（Isidoro Berenstein）是阿根廷精神分析学家和家庭治疗师，他通过扩展皮雄·里维耶雷（Pichon Riviére）关于人际间二元功能的最初构想（Riviére，1971），加深了我们对伴侣关系和家庭关系形成过程中所涉及的动力的理解。在贝伦斯坦看来，这种**连接**（link）是一种上层结构，它涉及两个相互关联的过程，这两个过程共同定义了人际联结的各个维度。第一个过程是我们熟悉的投射性认同和内摄性认同循环，它们在本书中一直被强调。第二个过程是**主体间的干涉**（interference between subjects）。根据贝伦斯坦的理论，它适用于家庭系统中的任意两名成员。

贝伦斯坦强调，由于亲密伴侣关系或家庭系统中的任何两个人都无法完全认同对方，因此他们必须为这个二元体中的**他者性**（otherness）创造一个心理空间。在这个空间内，伴侣双方在一起时都会与单独一个人的时候，或者与另一个人在另一个二元体中的时候有所不同。贝伦斯坦将这种人际关系中的他者性的影响称为**在场的影响**（effect of presence），并认为它提供了一种新的品质，使伴侣关系与众不同。

我认为，尽管贝伦斯坦运用了不同的语言和不同的理论模型，但他定义了博拉斯（1987）所描述的转变的本质。他明确表示，是后来的过程，而不是早期的生活经验为伴侣关系提供了独特性，而相比之下，（他提醒我们）投射–内摄机制是源于早期发展经验的。他补充道，尽管投射性认同和内摄性认同是建立在**缺席**（absence）概念的基础上的，但是"主体间的干涉"却是建立在**在场**（presence）概念的基础上的。贝伦斯坦断言，心理治疗必须明确地处理这两套机制。尽管投射－内摄机制源于过去的移情诠释的组成部分，但（发生）连接的功能基于伴侣双方目前为彼此创造安置差异性和独特性的空间的能力。此外，正是连接为伴侣关系中的自我提供了体验转变的能力。

只要两个人都能给对方留出足够的空间，那么每个人的自我都会被提升到一个更高的水平，这种提升的体验在一定程度上决定了伴侣关系的质量和亲密度。提升的水平就相当于我所说的自我的修正或更完整的感觉。如果伴侣一方或双方无法提供足够的空间来安置差异性，那么一方或双方的自我被扼杀的可能性就会增加（I. Berenstein, personal communication, July 30, 2009）。

贝伦斯坦从伴侣主观性的有利角度解释了连接的概念，为我们对二元自我的理解提供了一个略有不同的视角。然而，他的观点能够很容易地整合进我们对伴侣动力的概念化中。在前一章，我将弹性、渗透性和动力学功能的能力描述为运作良好的二元自我的核心标准。贝伦斯坦所强调的伴侣通过在场为差异性提供空间，实际上取决于伴侣能够保持必需的弹性、渗透性和彼此的动力学功能。这让我认为，贝伦斯坦所说的是在场，而不是缺席。尽管他认为，提供"他者性空间"只是在场的功能，但考虑到弹性、渗透性和动力学功能的能力是提供该空间的必要条件，并且至少部分取决于伴侣双方的内在特征组织，所以伴侣双方的过去确实是牵涉其中的。

尽管在贝伦斯坦对连接的概念化中，可能存在一些在场或缺席、目前或过去的用词上的模糊，但他对伴侣过程的思考方式与我们对二元自我的概念化完全一致，同时它也对伴侣的心理治疗技术产生了影响。我认同贝伦斯坦的是，在治疗过程中，我们不仅必须处理每对伴侣的过去，还必须考虑与二元自我有关的**此时此地**（here-and-now）的互动，即为他者性创造空间。

斯考特和琳达

斯考特和琳达打电话来预约咨询，因为他们在管理女儿艾莉森的宵禁时间上很难达成一致，女儿现在已经 16 岁了。斯考特和琳达很轻易地就反思了他们自己的成长背景，他们试图理解自己当时的处境及其对设定艾莉森的宵禁时间的影响。他们都是在这样的家庭中长大的：在进入青春期时，他们被父母施加了相当多的控制；他们都被允许约会，以及和朋友们自由活动，只要他们保持好成绩，并且不会惹任何麻烦；他们的宵禁时间都很早，有时在周末是 10 点，但是在工作日晚上他们都不被允许外出。

斯考特和琳达在探索他们对自己的成长背景的感受时，都回想起他们在父母的控制与固执中所体验到的愤恨。他们的家庭背景非常相似：两个人都在传统且保守的美国中西部家庭和完整的家庭中长大，并且在原生家庭中没有明显的创伤。斯考特和琳达似乎都没有任何明显的心理病理现象，他们与父母和兄弟姐妹的关系也相当亲密。此外，他们基本在大多数教养问题上都达成了一致，甚至一致认为一定程度的父母控制对养育健康且适应良好的孩子非常重要。

尽管最初斯考特和琳达否认婚姻中有其他重大的问题，但他们提出的问题似乎集中在与教育问题有关的僵局上，而这出现在他们家庭生活的一个关键时刻。琳达坚持说，因为她曾怨恨父母对她的严格控制，所以她不想以一种可能导致艾莉森怨恨她的方式重复父母的错误。当我问琳达她小时候如何处理自己的怨恨时，她回答她只是默默地接受父母的意愿。她接着说，艾莉森的成熟程度表明，她完全有能力处理好更宽松的宵禁时间，而不产生任何后果。毕竟，她觉得艾莉森就像她当年一样——可靠且成熟——她应该得到相应的回报。

斯考特也回想起了他曾经对父母的怨恨。然而，与琳达不同的是，他曾多次请求实行更灵活的宵禁时间，但是现在，他觉得父母给予他的影响对他的性格是有益的——对自我强加的限制的欣赏、对他人的道德责任感，以及对长辈的尊敬。值得注意的是，斯考特和琳达在陈述他们的论点和相应的反驳时，以势均力敌的信念感、清晰度和自信表达了他们对女儿宵禁时间的不同意见。

这里值得注意的是我的反移情，在第四次会谈中，我曾对他们的问题提出假设。在前三次会谈中，他们一直都没有任何妥协。在这几次会谈中，我发现自己对斯考特和琳达异常不耐烦，我很想知道他们什么时候会告诉我一些新的内容。但每一次，他们都只是优雅地对先前的陈述或论据进行修正。

恍然间，我仿佛回到了学生时代，那时我学会了辩论。在短暂的停顿中，我问他们俩是否在学校里做过辩手。他们两个人立刻向我投来难以置信的目光。琳达问："你是怎么知道的？"接着，她说他们俩在大学时都是辩手，实际上他们是在一次辩论赛上认识的。尽管这对夫妻一直都牢牢地盯着与艾莉森的宵禁时间有关的问题，但我现在怀疑，虽然他们彼此都否认他们的关系中存在其他重大问题，但他们无法让步的态度可能会影响到他们的其他功能。我的预感似乎应验了，因为斯考特说他们在协商他们关系的其他方面时也遇到过困难。

在他们 19 年的婚姻中，他们很难作为一对夫妻对很多事情做出决定，包括如何管理财务状况、如何与大家庭相处等。斯考特说，即使在无关紧要的事情上，他们有时也会无休止地争论。斯考特举了一个例子，谈到了他上周末安排的一次家庭郊游。尽管他花了相当多的时间为他们三个人计划了骑自行车的路线，但琳达强烈反对，坚称她的路线更好。

琳达打断了斯考特。她强调道，毫无疑问，她计划的 4 公里骑行更适合他们的体能，而斯考特计划的路线有更多山，需要更长的时间才能完成。琳达的声音变得急切起来，她再次启用了她那富有逻辑的言辞，试图说服我和斯考特她是对的。

不出我所料，斯考特在琳达说到一半时打断了她，说她没有考虑到自行车轮胎的大小，而他准备了这些额外的数据。现在，按照斯考特的说法，琳达的论点实际上被宣告无效了。斯考特和琳达之间的这场辩论让我感到震惊，因为与夫妻在一生中将进行的各种谈判和决定相比，辩论的结果一点都不重要。

当斯考特和琳达持续地进行辩论和抗辩时，我持续地体验到事态的恶化，我听到他们在无关紧要的细节上越陷越深，同时他们之间的张力和对彼此的愤怒都加剧了。重要的是，他们看起来明显没有意识到他们的人际过程，相反，他们只专注于证明谁是对的。

这对夫妻面临着一个关于限制的问题，即为他们那青春期的女儿设定宵禁时间。他们的家庭背景和成长史都非常相似，没有明显的由家庭环境、创伤或未解决的父母关系导致的病理现象。斯考特和琳达都对他们的夫妻关系感到满意，包括他们的性生活。然而，他们在给对方的愿望、需要和偏好留出空间方面遇到了很大的困难。其他治疗师可能只会给这对夫妻提供一到两次的咨询，在此期间他们会被建议如何应对宵禁这件事，但我的评估是，他们的关系中存在一个问题，即他们无法为彼此的想法和偏好提供一个包容性的空间，这似乎与重要的发展性问题无关，而是代表了他们的二元自我缺乏弹性。

对反移情和二元自我的附加说明

一直以来，我都在强调治疗师必须通过倾听的方式，来阐明伴侣在连接这个问题上最显著的困难。当然，这种倾听的方式对个体和伴侣同样适用，但也存在差异。对精神分析取向的从业者来说，使用治疗师的反移情去理解病人是一个熟悉的观念，但对持有其他理论观点的伴侣治疗师来说，这个观念在某种程度上可能是有点陌生的。

从根本上讲，反移情的使用指的是治疗师在情感和认知上对病人做出内部反应的能力和意愿，同时治疗师的内部反应将受到其隐秘的心智过程的支配。当然，治疗师的最终目的是了解个体或伴侣的情感功能，并在此基础上制定和实施一种有益的和使其发生改变的干预措施。因为治疗师的反移情反应是通过与伴侣关系中发生的同样的投射过程产生的，所以伴侣治疗师处在一个得天独厚的位置，能够通过研究自己对伴侣的反应来理解伴侣的困难、他们的二元自我结构，以及伴侣双方彼此联结的典型方式。

尽管伴侣治疗师的反移情反应有时比在个体治疗的环境中更容易被个人特质所扰乱，但在理解导致伴侣前来寻求治疗的问题方面，它们仍然是有用的，甚至是必不可少的。我之所以在这里强调治疗师的波动和有时混乱的反移情，是因为它们总是反映出伴侣投射或内摄的一些方面，以及伴侣双方在涵容彼此上的失败。关于这一点，我将在后面有关治疗技术的内容中进一步讨论。

至关重要的平衡

一个能够为伴侣双方的自我提供适当且持续不断的支持的完美运作的二元自我，在心理学上是不可能存在的。对伴侣来说，一个更现实的目标是理想但时而会有冲突的角色分配，以及间歇性的人际冲突和距离感。不管怎样，重要的是伴侣在损伤被修复的同时，保持参与、承诺，以及随后恢复亲密的能力。这定义了伴侣对统一和融合的主观感受，以及决定转变体验的交替性分离。在二元自我中有一种辩证式的运动，它执行亲密关系和家庭生活的任务，并反过来支持伴侣双方的个性。

相反，当伴侣有足够的空间容放差异性并体验到对彼此角色的支持时，双方反而就都有了增强和支持关系的动力。维持这种辩证式的交互，意味着伴侣双方已经能够建立起具有必要的渗透性和弹性的二元自我，这允许双方通过投射性认同以最理想的方式进入彼此的心理空间，而不侵占对方的自我。

海蒂·费姆伯格（Haydée Faimberg）描述了一个被她称为**世代延**

伸（telescoping of generations）[①]的概念，阐述了对客体关系理论的扩展（Faimberg，2005）。在她的著作中，她试图解释内部客体世代相传的心理机制，特别是它作为一个可能包括被否认的秘密的家族史的功能。在某种程度上，如果家庭成员（通常是父母和祖父母）串通起来对事实和信息保持沉默，那么即使在几代之后，这段历史的残余影响也会被置于孩子体内。

费姆伯格描述了两个过程，在极端情境下，这两个过程会成为父母和孩子之间的自恋性联结的特征，这让我们加深了对认同发生的理解，即它是如何通过与先祖之间的无意识连接而代代相传的。她认为，追溯这些过程对于解放被自恋性联结的束缚力量扼杀的病人是必要的。这里需要注意的是，费姆伯格对连接的定义与贝伦斯坦的定义从根本上是不同的。她似乎在用传统的方式定义它，试图用与**连接**（connect）相同的意思来解释代际影响对自恋功能的无意识传递。

费姆伯格理论的基础是，孩子或病人的功能取决于"对自我分裂的认同，只要其原因部分是在'他者'的发展史中被发现的"（Faimberg，2005）。她的模型似乎与费尔贝恩的内部客体关系理论能够相容，尽管费姆伯格并没有像费尔贝恩（1944）那样系统地描述客体和自我的分裂过程。然而，通过展示分裂的认同是如何发展为与父母的冲突关系和依恋问题，以及对先祖影响的否认功能的，她对传统的客体关系模型进行了扩展。对费姆伯格来说，孩子的认同不仅是对某个人的，也是对家庭中出现的人际过程的，包括那些被否认的秘密和戏剧性的事件。

[①] 译者注：世代延伸指的是某些心理机制通过代际间的无意识作用，一代代在家族内部延续。类似于代际创伤的传递。

父母与孩子之间的自恋性联结是一个双重过程，在这个过程中，父母占据了孩子认同的积极属性，感觉有权享有孩子的忠诚和爱，同时驱逐或侵入孩子（的认同中）对父母认同的部分和家族传承的被厌弃的部分。孩子的爱是父母所要求的，但同时孩子也被憎恨，因为他与父母不同，而且他共享了父母的个人史。最重要的是，因为这些占用和侵入的矛盾过程，孩子被父母的自恋所困，于是他的认同不是他自己的。相反，它属于别人 —— 一个同时整合和投射了上一代被否认的历史的人。

费姆伯格所说的占用和侵入功能描述了一个破坏了孩子独立性的自恋性联结过程。这些功能也可以在亲密关系中被观察到，在这样的关系中，一个人需要被另一个人爱，因此占用了对方的认同，同时将那些被拒绝和被否认的自我部分强加和投射到对方身上。因此，后者的自我和自主感被侵占了，然而他有时意识不到是伴侣导致了这种自我的丧失。后者可能会感觉被困在了关系中，在这段关系中，爱既是给予的，也是索取的，但是要以独立和自我的丧失为代价。例如，一个受虐待的妻子，她的丈夫需要她无条件地爱他，而她同时又被爱和恨。她因被他占有而被爱，同时她成了他希望否认的认同的储存处。在这个例子中，妻子的自我被磨灭，并被丈夫投射出来的和不想要的自我所取代。

占用、侵入与连接

弗兰克和爱普莉

2008 年的电影《革命之路》（*Revolutionary Road*，Mendes，2008）描述了一对建立了自恋性二元自我的夫妻的占用和侵入功能。这部电影是由萨姆·门德斯（Sam Mendes）导演的，改编自理查德·叶耶（Richard Yates）1961 年的小说，电影的主人公弗兰克·惠勒和爱普莉·惠勒是一对年轻的夫妻，为了追求典型的战后 50 年代的美国梦，他们搬到了城郊。弗兰克找到了一份能提供给他们小康生活的工作，而爱普莉放弃了成为专业演员的愿望，成了一名中产阶级家庭主妇和两个孩子的母亲。尽管这部电影的主题司空见惯，但它包含了一些在心理上意义深远的细微差别，可以帮助我们理解自我的崩溃及其对人类悲剧的影响。

在电影中，爱普莉终于意识到了他们生活的乏味，并随后与弗兰克说明了这一点。她指责弗兰克满足于一份不符合他最初愿望的工作，并告诉他，要想改变他们的生活，他应该辞职，然后他们将搬到巴黎去。她的计划是在巴黎工作，这样弗兰克就有时间弄清楚他余生想要的是什么。她把这些呈现给弗兰克，作为一种对她厌倦的生活、他那毫无前途的工作，以及她越来越对他缺乏抱负的失望的一种创造性的解决方案。弗兰克对爱普莉的不满和不能满足于自己的生活感到愤怒。

随着他们在这些问题上的分歧越来越大，他们开始用相互指责、无休止的争论和破坏性的婚外关系来折磨彼此。弗兰克和爱普莉都没有通过审视自己，更不用说审视他们的关系，来理解他们共同的不幸；相反，他们无可救药地坠入了婚姻的绝望中。

也许电影中没有一个关于一个男人和一个女人共同创造了他们的痛苦，并以自我消亡和爱普莉的自我毁灭而告终的更清晰的阐述。相反，电影将悲剧简单地解释为弗兰克的自我满足、爱普莉的长期不满，甚至是城郊生活本身的原因。电影仅仅暗示了这对夫妻共同构建的二元自我已经出了问题，无法同时支持两个人的自我，其中包括爱普莉想要成为一名演员的愿望，以及弗兰克需要选择阻力最小的道路，继续受雇于一家几乎没有晋升机会的公司。

在电影刚开始的一个场景中，爱普莉和弗兰克正在讨论她当晚的话剧演出，弗兰克以一种不那么巧妙的方式贬低了演出；然后，他试图恭维爱普莉，他说她在当晚诸多平庸的表演中表现最好，但这却难以让人信服。后来，在演出结束后，爱普莉在更衣室里要求弗兰克取消他们和朋友们的晚餐计划，大概是因为她对自己的表演感到羞耻和失望。当他对取消计划迟疑不决时，爱普莉坚决地强调，如果他不为她这么做，她就自己做。

在这里，我们可以观察到弗兰克对她缺乏敏感性和共情，以及他在他们关系中的被动。当我们了解到弗兰克所厌恶的工作正是他的父亲工作了一辈子的公司时，弗兰克缺乏自信的性格就更加突出了。讽刺的是，弗兰克仍然受雇于一家没有给他父亲提供任何晋升机会的公司，而他曾经说他永远不能容忍这一点，这暗示了他对超越俄狄浦斯父亲的恐惧，导致的结果是一种被虚假的自信和微弱的野心掩盖的倦怠。

随着电影的进行，爱普莉对弗兰克的鄙夷越来越明显，她开始意识到这个"我见过的最有趣的人"——在他们的求爱期之初，她对弗兰克的爱称——仅仅是一个幻想。弗兰克逐渐向爱普莉显现出，他的虚张声势和野心只是他对自己的失败的恐惧和羞耻的防御，现在这种防御方式替换为了自满。

贬低爱普莉的表演只是弗兰克侵入她那脆弱且不足的自我感的一个例子，同时他也占用了她的爱、忠诚和自我牺牲的品质。接受了这些投射，爱普莉最终从一个自信的、有抱负的艺术家变成了一个被挫败的和被蔑视的女人。她最终对搬去巴黎的恳求是她为了重塑自我而做出的无力的和最后的努力，同时她试图通过给弗兰克一个找到更好生活的机会来拯救他和他们的关系。

弗兰克在几乎没有任何劝说的情况下同意了搬家，但后来当有一线希望出现，他可能会被提拔到一个更高的职位并拥有更高的薪水时，弗兰克食言了。具有讽刺意味的是，这里有一个暗示，在经历了这么长的时间后，弗兰克终于能够赢得一些尊重，却是因为他通过表明自己的离职意向，向老板表达了更坚定的立场。

爱普莉再一次失望，于是她策划与邻居发生关系，以报复弗兰克之前坦白的婚外情。尽管到目前为止，我们的印象都是弗兰克和爱普莉至少还保有一些性亲密的表象，但爱普莉怀孕了，这让观众及爱普莉自己都不能肯定孩子的亲生父亲到底是谁。不管这个亲生父亲是谁，她的怀孕现在都敲响了她的自我解放的丧钟。令人震惊的是，在家里，爱普莉让弗兰克去上班，并欺骗他说一切都被原谅了，然后她自己堕了胎。在电影的最后一幕，弗兰克被叫到医院，并得知爱普莉已经因大出血死亡。

也许对我们的理论来说最重要的是，这部电影所阐明的是一个男人和一个女人之间发生的动力的复杂性，这最终导致了一个自我的毁灭和妻子的"意外"自杀 —— 爱普莉自己堕了胎。虽然电影的名字《革命之路》是惠勒夫妇居住的街道的名称，但它隐喻性地指的是一对夫妻的婚姻之旅所走的道路。在他们选择的生活道路上（象征弗兰克和爱普莉共同构建的二元自我），爱普莉发起了一场革命以重获她的自主感，然而她悲剧性地失败了。电影悲惨的结局成为一个自我的感人写照，这个自我失去了改变的可能，然后走向消亡。

对精神病理学的影响

在前面的内容中，我已经提供了一些临床案例来说明二元自我必须支持伴侣双方的自我，以使伴侣双方在关系中体验到满足和爱。为了实现这一点，两个自我的边界必须有足够的渗透性，以允许心理内容的流动和相互交换。当一方或双方的边界渗透性不足时 —— 例如，伴侣一方有时很难与另一方坦率地沟通，或者双方没有什么共同的兴趣和价值观 —— 结果可能是厌烦感、孤独感或对伴侣毫无兴趣。

当伴侣一方经历重大的生活事件时，二元体中必然会有一个相应的**心理谐振**（psychological resonance）。正因如此，治疗师必须对伴侣的核心家庭和大家族的关系网络中出现的近期和先前的变化保持警觉。这包括可能会对人际回响（不管是家庭中的还是伴侣关系中的）产生影响的丧失、创伤或危机。

在治疗开始时，伴侣或个体轻视、否认甚至忽略大家庭中的丧失或具有重要意义的关系破裂的情形并不少见。除非这些情况被特别指出，否则治疗师可能要在一段时间后才会发现大家庭中出现的问题可能对（伴侣或个体）当前的问题具有重大影响。这可能和父母的死亡同样重要（就像第 3 章中的萨拉和威廉的情况那样），或者像一个年迈的亲戚的疾病，对个体或伴侣具有深刻的影响。第 1 章和第 2 章中玛丽莲的案例表明，女性为了照顾年迈的母亲而退休的决定会对她和丈夫产生心理上的影响，并在二元自我中引发回响。这一生活事件唤醒了玛丽莲先前与母亲的潜在冲突，同时提醒她，她是如何让她的自我意识屈从于别人（包括她的丈夫）的。

创伤的影响

就像急性疾病的影响和衰老的侵蚀所带来的所爱之人（身体机能）的衰退一样，核心家庭或大家庭中的创伤也经常会在整个家庭系统中产生连锁反应。是一个家庭成员承受冲击，还是所有或部分家庭成员都受到影响，取决于众多因素。这些因素包括创伤或伤害本身的性质、功能恢复的潜力、受害者和家庭成员的应对技能、伴侣和家庭的动力，以及各种其他的实际因素，包括受害者和家庭支持系统的可用性和质量。

二元体中的一方遭受的创伤总是会影响伴侣关系系统，同时也有可能深刻地影响另一方的自我。具有讽刺意味的是，在某种程度上，如果伴侣的二元自我有必要的渗透性和弹性，（伴侣）能够通过关系体验到转变，那么没有遭受创伤的一方更有可能体验到创伤的回响性影响。尽管在围绕着照顾受害者或病人的实际细节中，几乎总是有麻烦和突发事件发生，但在这里我将讨论危机对二元自我的影响及其对没有遭受创伤的伴侣一方的情感功能的影响。

玛莎

　　玛莎打电话来预约咨询，希望解决她过去 4 年来一直经历的抑郁症。她的精神科医生给她开了一些抗抑郁药物，其中大多数要么没有帮助，要么引发了令人不舒服的副作用。

　　在过去的 10 年里，玛莎一直和柯蒂斯未婚同居。她回忆道，在他们这段关系的头 5 年里，她一直很快乐、很满足。她和柯蒂斯都有薪酬丰厚的事业。他们一致同意不结婚或不生孩子，这样他们就可以沉浸在工作中，有时间和金钱去旅行。5 年前，玛莎和柯蒂斯到山上攀岩，当玛莎在峡谷的岩壁上攀登时，她脚下的一块巨石松动并掉落了。柯蒂斯在她下方不远处，一大块岩石碎片击中了他的头部，他一头跌到了谷底。

　　玛莎花了一段时间才下来，幸好当时另一名登山者看到了事故，并呼叫了医护人员，医护人员很快就乘直升机出现了。柯蒂斯被直接送往附近的急诊室接受治疗；然而，他的脑损伤很严重，这让他患上了**失语症**（aphasia）和其他认知障碍。他摔下去的时候，身上的许多骨头都断了，虽然骨头最终愈合了，他的行动能力却没有完全恢复。柯蒂斯现在被鉴定为完全残疾的，尽管他可以在玛莎白天出去工作时照顾好自己。

　　玛莎的故事包含了一个非常悲惨的生活事件，对她和她的伴侣都产生了明显的消极影响。我们也可以这样说，如此严重的事故和能够导致生活发生巨变的悲剧几乎对任何人来说都是一个很大的打击，并将人置于抑郁状态的危险之中。然而，在玛莎的案例中，最重要的似乎并不是悲剧本身，也不是她对坠落细节的罪疚感，甚至不是事故发生后的具体的生活变化。对玛莎来说尤其重要的是柯蒂斯人格的变化，及其对她的自我感的影响。

虽然柯蒂斯在大量复健的帮助下恢复了躯体健康，但这个曾在玛莎的生活中自信、积极且活跃的存在，现在变成了一个久坐不动的、消极的人，在行为或谈话中几乎没有积极性或自发性。柯蒂斯曾一度被玛莎体验为一个强大的伴侣，他对生活的热情和活力让她兴奋不已，但是现在，他生活的品质和与人交往的方式都降级到了仅仅是维持生存的程度。

听到玛莎的悲剧故事后，我问她，她生活中的所有这些变化对她作为一个人而言有什么影响。在评估创伤的影响、生活环境的变化，以及它们对个体和伴侣的影响时，这个问题的措辞和细节尤为重要。起初，玛莎开始详细列出在事故发生后她的社会生活和日常活动中的各种变化。为了更多地了解他们关系的结构及其对玛莎自我感的影响，我又问了一遍上面的问题。

玛莎接着说，现在的她和5年前的她判若两人。她说，在成长的岁月里，她是一个害羞且有些不安的人。在遇见柯蒂斯并建立了关系后，她的安全感增加了，她不再对社会关系感到不安。玛莎继续解释道，柯蒂斯一直对她谨慎的生活态度和她对世界及其潜在危险的焦虑状态保持着耐心和宽容。"事实上，他改变了我。"她说。她又补充道："现在，我爱的那个人不见了，我感觉我在被迫变得外向，但这是不一样的。如果没有柯蒂斯，我就不是那个（外向的）人。"

玛莎和柯蒂斯的案例再次强调了二元自我对伴侣双方的自我的深远影响。从根本上讲，案例中的这个女人的人格和个性风格在早期发展过程中是回避和恐惧的。柯蒂斯的外向和开朗的能级投射到了玛莎身上，促使她经历了一次变化，从一个焦虑且踌躇的女人变成了一个在自己的世界里感到更安全的女人。玛莎进一步指出，尽管在他们的关系开始时，柯蒂斯有些不顾及别人的感受，有些让人讨厌，但是她更沉着、更悠然的本性使他发展出了对别人保持克制和关心的意识。

玛莎描述了一种最佳方式，她和柯蒂斯之间的投射－内摄动力为他们双方启动了一个积极的转变。他们能够通过为彼此的独特性提供充分的空间来肯定彼此，同时为玛莎的羞怯和柯蒂斯的活泼留下足够的空间。作为一对伴侣，他们的自我边界拥有必要的渗透性和弹性以交换他们的心理内容，并为一个具有适应性的、平稳运行的二元自我做出了贡献。然而，柯蒂斯的事故导致了他在人格和性格上的重大变化。现在，这个曾经外向的人变得无趣且呆滞，而玛莎则经历了两个丧失，她失去了柯蒂斯那令人兴奋的品质，也失去了那个被他们的关系改变的自己。

柯蒂斯和玛莎的案例生动地说明了悲剧和身体创伤对个体和伴侣的影响。虽然创伤对受害者的影响最直接，但它对亲密伴侣和整个家庭的影响也几乎总是存在的。在某种程度上，伴侣间的动力平衡被破坏了，即使这种平衡以前是最佳的，它也可能会对伴侣的自我功能产生重大影响，进而引发抑郁或其他临床症状。

孩子和伴侣

当与儿童和青少年一起工作时，治疗师必须将孩子的问题看作孩子的气质、生物学因素和发展因素，以及大量的心理因素和家庭动力的综合表现。根据治疗师的受训背景和取向，治疗师在强调孩子的问题是家庭系统中动力障碍的表现的程度上存在差异。精通客体关系理论或家庭系统模型的治疗师，或许更倾向于通过将家庭的无意识过程和投射作为孩子问题的基础来概念化孩子呈现出的问题（Ackerman，1958；Bowen，1978；Scharff & Scharff，1987；Shapiro，1979）。

这方面的一个变量是，孩子呈现出的问题是父母的夫妻系统长期紊乱的结果，父母的焦虑被投射到孩子身上，并无意识地取代了孩子原有的心理内容。例如，患有特殊的学习障碍或注意缺陷障碍的孩子会吸引父母的注意力和情感能量，同时转移父母对婚姻问题的关注。在这里，夫妻对他们关系的焦虑被转移到了孩子和他的问题上，尽管是以一种夸张的方式。夫妻的关系被危险地保护了下来，免于直接的冲突，虽然对孩子问题的高度关心和关注加剧了家庭共同的焦虑。随着时间的推移，焦虑可能会越来越多地被安置于孩子体内，从而加剧孩子的问题（Bowen，1987；Hale，1980）。最终的结果是，孩子的学习障碍因焦虑和 / 或其他心理因素而加剧，以至于他克服和补偿学习障碍的动机被进一步抑制。

儿童和青少年治疗师与家庭治疗师都经常会遇到受困于父母关系困境的孩子。这些孩子在发展上停滞不前，有时会无意识地牺牲自己来保持对父母的混乱关系的紧密观察，甚至卷入其中，这些情形并不少见。孩子可能怀有一种幻想，即监视和接近父母中的一方和家庭将维持家庭的团结。有时，前来接受治疗的儿童或青少年会呈现出对父母的强烈认同。这些孩子有可能出现更严重的情绪问题、心身疾病，甚至自我控制障碍，这会让父母沉浸在孩子的问题中或卷入孩子的生活，将注意力从他们混乱的关系上转移开。

在《离家》（*Leaving Home*）一书中，杰伊·哈利（Jay Haley）描述了由于家庭系统内部的动力紊乱而发展停滞的青少年和年轻人（Haley，1980）。其中一种情况是，父母通过将自己对独立功能的焦虑投射到孩子身上，无意识地传达了自己对孩子保持（对父母的）依赖的需要。因此，年轻人无法实现必要的社会适应技能和自尊、无法上大学、无法找到一份工作，也无法离开父母的家并进入社会。在这种情况下，夫妻混乱的关系实际上被拯救了，而孩子走向健康的自我分化和进入社会并成为独立的成年人的道路则被阻断了。哈利展示了在理解家庭结构时，治疗师怎样才能处理限制年轻人进入成年之路的微妙动力。

一般来说，受过训练的儿童和青少年治疗师，或者至少精通家庭动力的治疗师，更倾向于与整个家庭或家庭中的亚团体一起工作，或者使用联合治疗，让孩子接受个体治疗，让家庭接受家庭治疗。以前，儿童分析师和治疗师单独见儿童、家庭治疗师单独与家庭一起工作的情况更常见。然后，儿童治疗师和家庭治疗师将进行合作，更全面地解决孩子的问题和维持或加剧孩子问题的家庭动力。也许随着当代客体关系理论和家庭系统论的扩展，治疗师现在能更好地在没有多个治疗者参与的情况下更全面地处理儿童的问题及其与家庭进程的联系。

考虑到家庭动力的重要性及其对孩子的影响，考虑到无意识沟通在家庭中的普遍存在，我们可以很容易地理解父母关系中的扰动是如何无意识地渗透到脆弱的孩子或青少年身上的，而他们携带着父母或父母投射的**价态**（valency）。孩子通过携带父母的投射充当了夫妻或家庭系统中的症状携带者的角色。

朱莉

17岁的朱莉因为慢性恶心和一系列模糊的、医学无法解释的疼痛被儿科医生转介过来，这些症状已经严重影响了她的学业及在校的表现。朱莉家有三个孩子，她排行第三，她有一个哥哥在读大学，另一个哥哥则已经毕业，现在独自生活。朱莉一直是一个在音乐领域才华横溢的特殊学生，直到去年，她开始出现这些症状。重要的是，她的症状是在收到一所著名大学的录取通知书几周后开始的，这所大学离她家比较远。尽管朱莉一直在学校补习，理解学术材料也没有任何困难，但她的考试仍然不及格，成绩也直线下降。朱莉的父母弗莱德和莱斯莉无法解释女儿这种显著的变化，她没有情绪问题的既往史，而且深受同龄人的喜爱，所有认识她的人都认为她有智力上的天赋，并且注定会成功。

弗莱德是一名航空公司的飞行员，多年以来一直保持着时有离家在外工作一段时间的习惯。莱斯莉最近以小学教师的身份退休。值得注意的是，我在首次试图安排家庭咨询时遇到了困难。有几次会谈被取消了，两次是与弗莱德的工作日程突然改变有关，还有两次是由于朱莉突然的恶心和呕吐。考虑到这个家庭对治疗的阻抗，最后我建议他们在他们觉得情况已经安定下来时，再打电话给我重新安排时间。不到一个星期，他们就打电话预约了会谈，这一次他们来了。

一见到这个家庭，我就被莱斯莉的强势和弗莱德的疲惫触动了。莱斯莉首先描述了朱莉的医疗问题的进展，提供了他们多次拜访专家寻找朱莉问题的答案的细节。她露骨地暗示，他们咨询的许多医生都没能确诊，因此他们根本就不应该接受治疗。让我印象深刻的是朱莉在描述她的疾病和她的青春期生活时的语焉不详。因为朱莉被她的父母和她的主治医生贴上了"天才"的标签，所以我认为这个矛盾很有意义。她的外表看起来有点像流浪儿，她和我几乎没有眼神接触，视线紧张地在母亲和地板之间游移，似乎在寻求一个指引，指导她如何回应我。朱莉的犹豫和结结巴巴的言辞促使莱斯莉代替她回复了我，而弗莱德则被动地坐在一旁，就好像他不在场，并且完全不参与会谈一样。

先前我对这个家庭的反移情与我对朱莉的问题和相关的家庭动力的理解有关。简单地说，我觉得自己被排斥在外，与这个家庭毫不相关，相比之下，这个母亲（莱斯莉）似乎是非常重要的 —— 至少对朱莉来说是这样。虽然我通常能够很快地让自己成为一个有用的、擅长以专业知识与家庭合作的人，但这个家庭中似乎有一股力量，使我有一种被排斥的感觉，并感觉自己不重要。正是在此刻，我收集了一些碎片，并拼合成了一个关于这个家庭功能的暂时的假设。

这是一个天才青少年，她的自主感在高三这一年出现了退行性下降。在即将到来的与家庭的分离的影响下，或者在家庭中其他动力的影响下，高中的最后一年通常是自我结构脆弱的青少年面临发展性情绪问题的风险较大的时期。我们可以很容易地识别出莱斯莉和朱莉之间的关系的相互依赖的品质。

同样值得注意的是父亲在这个家庭中的被动，在家庭中，母亲可能在他们青春期的女儿身上发挥了过多的作用，而父亲则相对比较疏远。体验到我对这个家庭不重要，代表着我对弗莱德的一致性认同，弗莱德很可能也觉得自己与他的妻子和女儿无关。此外，他在家庭中缺乏参与的表现可能加剧了母女之间的**缠结**（enmeshment）①，这进一步破坏了朱莉的个体化。

现在我假设一段紧张的婚姻关系亟须解决，于是我转向弗莱德，因为到目前为止，他在会谈中几乎没有什么贡献。当我请他谈谈他对朱莉问题的看法时，他说了一些离题的话，说朱莉比她两个哥哥聪明。接着，弗莱德提到他很快就要退休了，他觉得很讽刺，朱莉在他将要退休和自己准备去读大学时出现了问题。然后我对他们说，朱莉去上大学，弗雷德退休在家，这无疑代表了他们的家庭生活中的一个重大变化，他们需要一些时间来适应。通过这个干预，我想强调的是，弗莱德所认为的讽刺实际上直接反映了问题。这两件事同时发生，促使弗莱德和莱斯莉以一种自孩子出生以来从未存在过的方式患难与共。

这时莱斯莉说话了。她下巴紧绷，强颜欢笑地说，弗莱德过去25年来都不怎么在家，她怀疑他是否能忍受退休。弗莱德明显沉默了，朱莉转向母亲，打破了沉默。"也许是你不能容忍他退休，妈妈。"朱莉一针见血地说道。令人惊讶的是，朱莉面质了父母关系中潜在的张力，她认为父母对在一起的恐惧是一种无意识地限制她的独立性的因素。

所以事情是这样的：在家庭治疗的关键时刻，家庭动力已经显现出来，为我处理这对夫妻的关系的功能障碍铺平了道路，而他们的功能障碍正是女儿发展停滞的原因之一。莱斯莉作为一名母亲，一生都在照顾女儿，但可能在某种程度上，这是为了分散她对与丈夫之间的关系的担忧的注意力。

观察到弗莱德的被动，我现在想知道他对朱莉的压抑做出了什么贡献。

---

① 译者注：缠结原指家庭中两代人之间的关系，孩子成为父亲或母亲的替代性配偶，这里译作缠结。

我发现自己在猜测他的职业是如何影响他参与家庭生活的。那些有家庭成员在外工作的家庭，一定会围绕着周期性的缺席来发展他们的关系和家庭生活。在与许多病人和家庭一起工作后——在这些家庭中，家庭成员的缺席是家庭生活的一个特征——我意识到大多数家庭会为这些因素发展出补偿性行为。此外，我注意到，虽然弗莱德每次经常要离开 2 ～ 3 天，但他随后将连续在家 4 ～ 5 天，在此期间，他有足够的机会陪伴妻子和女儿。

然而，莱斯莉说弗莱德 25 年来都不在身边，这句话传达了一种哀怨，似乎反映出了一种被抛弃的感觉。当然，弗莱德作为飞行员的职业生涯是家庭生活的一个相关因素，但也许它同时为这对夫妻在维持家庭生活的同时保持情感距离提供了一个方便的途径。然而，他们所付出的代价是，他们的女儿无意识地被征召为调停者和替罪羊的角色，这损害了她正在形成的自主性。

关于家庭治疗的补充

当潜伏于家庭表层问题之下的脆弱的父母关系被发现时——尤其是当孩子被认为是病人时——治疗师必须谨慎、委婉且敏感地就家庭和夫妻的动力做出解释。要记住，孩子的症状是父母无意识地选择的，同时孩子也成为复杂的家庭戏剧的参与者。并不罕见的是，治疗师会陷入这样的陷阱：将儿童或青少年视为父母关系问题的显著原因，或者夫妻功能障碍的无辜受害者。

家庭关系是由（家庭成员）相互关联的部分构成的复杂网络，而不仅仅是（家庭中）所有人个性的总和。此外，家庭关系是根据无意识的团体动力过程组织起来的，这些过程通常近似于父母双方的代际史，它们被征召进入与每个家庭成员各自的独特气质、冲突、需要和性格特征的相互作用中。此外，在家庭内部形成的亚团体和同盟起到了补偿和防御的作用，以保护家庭成员免于受到威胁个人和／或伴侣的现实或想象的危险。

当儿童或青少年成为家庭的关注中心时，对夫妻潜在问题的忽略或在技术上过早的诠释都充满了风险。请记住，家庭系统中被识别的病人所起到的作用是分散注意力和防御对家庭或伴侣来说其他更大的威胁，治疗师要对此保持警觉，小心且委婉地处理伴侣关系中潜在的问题。

朱莉，一个本来表现得很压抑的青少年，突然点破了父母对亲密关系的恐惧。虽然这代表了治疗中的一个潜在的转折点，但同时它也是这个家庭可能会过早地终止治疗的关键时刻。当潜在的夫妻问题被揭露，其威胁对伴侣一方或双方来说都无法承受时，家庭可能更容易中断治疗，将这个情况合理化为治疗是无效的，或者治疗师没能充分地解决孩子的问题。

我们在第 3 章了解到，夫妻和家庭的纽带是为了维系依恋关系而形成的。为此，家庭内的亚团体，包括父母和孩子之间过于紧密或缠结的联盟，可以起到防御作用，为父母和／或孩子提供避难所或支持。俄狄浦斯情结可以作为这样的一个例子，在其中，孩子与异性父母之间存在着紧密的联盟，而同时与同性父母保持着距离，有时还会拒绝与同性父母的认同。

此外，由于存在与家庭中的其他关系配对有关的焦虑、不确定或幻想，家庭中可能会形成各种各样的亚团体。在夫妻严重缺乏亲密关系的家庭中，有这样一系列表现可能会形成，父母占用孩子的自我，而父母和孩子之间的依恋关系最终会变成相互寄生。假设孩子与父母一方仍然处于共生状态，那么共生的二元体就会排斥父母另一方，而父母双方的自我似乎就可以稳定下来。在这种情况下，二元自我通过牺牲孩子的自主性来消除关系中的亲密，从而进行了有效的自我调节。

结论

在本章，我着重讨论了当二元自我出现问题时，自我崩溃和显著的心理问题的各种形式。在谈到电影《革命之路》时，我们了解到当自我被伴侣占用时可能会出现的悲剧性后果。最后，在将讨论扩展到家庭时，我用一个临床案例说明了，当伴侣一方在情感上与孩子融合，使孩子在发育上停滞时，混乱的父母的二元自我是如何试图拯救自己的。我希望本章中的案例和讨论，已经说明了伴侣和家庭中动力的复杂性，同时强调了在流动的、运转着的二元自我与伴侣双方的自我之间保持辩证观念的重要性。

第 9 章

内省和它的敌人

每一个心理治疗学派都强调不同的现象和似乎不同的病人改善的标准。然而，所有的治疗方式都有一个共同的元素，那就是自我意识的某种变化是实现情感成长的途径。治疗师对病人问题的指导性探究启动了一个新兴的言语–认知–情感过程，通过这个过程，病人可以越来越多地将体验言语化（这些体验可能从未被表述或描述过），他们对自我的日益增强的意识也得以形成。

尽管精神动力学方法鼓励内省作为自我理解逐渐显露的首要方式，但其他的心理治疗方法也会促进自我意识，虽然通常是以一种更简化的方式。例如，认知方法鼓励病人在错误推理的参考框架内理解他自己扭曲的认知，同时治疗师会展示这些问题是如何被创造和维持的。在治疗师和病人的互动中展露的对病人体验的理解是病人走向情感康复的路径，无论治疗师倾向的理论是认知行为理论、人本主义理论、以来访者为中心理论，还是其他理论。本书支持以精神动力学的视角来看待病人、他们的人际关系，以及他们的婚姻问题。这个理论体系为实现病人了解自我和关系背景下的自我所需的内省提供了最全面的方法。

内省的范式

　　所有前来寻求治疗的病人，无论是寻求个体治疗还是伴侣治疗，都是因为遭遇了一定程度的心理不适，而且这种心理不适最终超过了他们所能耐受的阈值。他们寻求专业人士的帮助，希望专业人士能揭示他们情感痛苦的本质，以达到缓解情感痛苦的目标。简单地说，一个咨询心理治疗师的病人总是想感觉更好，但他不知道要怎么做。我们粗略地称病人呈现出痛苦症状的各种方式符合一种现在已过时的社会文化范式 —— 医学和医患关系。

　　这种医患范式是把心理治疗包含在内的，它在处理人的各种病症和需求的服务范围内是独特的，尽管在西方文化中存在着各种咨询服务，包括法律、金融、社会福利、宗教和其他服务。有些人甚至可能认为，在以上这些服务的界限中包含了心理治疗的部分，尤其是如果人们将心理治疗定义为实现其目的的言语活动，所谓目的，即在服务结束时感觉更好这一最终目标。

　　然而，心理治疗和精神分析的技术在咨询行业中是特别的。心理治疗，尤其是动力聚焦治疗的特别之处在于强调内省和洞察，正是通过这种模式，病人的心理健康得以改善，成长得以发生。正如我在第 1 章所讨论的，病人在心理治疗师面前会经常通过分裂的情感或认知来描述他的担忧："我感觉很抑郁""我感到困惑，我无法思考""我听到一些来自我脑海的声音告诉我……"。然而，心理治疗师总是知道，这些仅仅是表层的临床表现或心理内容的简略呈现，它们源自病人生活中出现的问题与其内在自我（包括个性风格、防御和本能结构）的复杂融合。

　　对心理治疗师来说，心理症状或疾病总是最终产物，永远不应该与病因相混淆。这就是行为和情感的动力学取向与生物精神病学范式和行为主义范式相背离的地方，后两种范式大体上倾向于将当前的症状、情感、扭曲的认知，甚至人际关系问题视为治疗的目标。这两种范式假定症状的病因在于认知、情感或行为本身，或者在于病人体内的神经结构。人类行为和情感的动力学观点，包括关系障碍和伴侣的困难，反而假设最终形成的症状有可能源于某种生物倾向，通过这种生物倾向，病人的生命议题和独特的心理状态得以呈现。例如，这可能包括突触放电的脆弱性或神经递质平衡的异常。

但对于受过精神动力学训练的治疗师来说，治疗的目标总是病人过去和现在的关系问题的主观体验。在这里，治疗师的关注点不局限于最终结果或表面表现，而是集中于过去和现在的令人苦恼的生命议题，因为它们与病人的个性风格和独特的运作方式相互交织。以动力学为导向的治疗总是会关注病人的发展史，以及过去关系的表现（即精神分析师所称的"内部客体"）在个体内部的组织方式 —— 那些被回忆、被遗忘、被否认和在意识之外的东西。

对心理治疗师来说，在这个强制性的心理焦点拼图中，还有病人当前的亲密关系，以及他们与相关的早期关系、发展性体验和创伤性事件的联系。这些关系包括过去与父母、兄弟姐妹、祖父母、姑姨、叔伯、表兄弟姐妹的关系，以及他们之间独特的人际网络。这些与**形成性他者**（formative others）①相关的体验在个体的大脑内部留下了神经痕迹，在个体的心理上留下了关系脚本和特征倾向，并在当前对前来寻求帮助的病人的问题性体验和

---

① 译者注：形成性他者指的是在个体发展过程中，影响了他的人格、个性、性格等心理因素形成的他人。

症状产生影响。此外，当前发生的事件和关系激活了个体与过去的重要他人有关的熟悉的模式，这既为他带来了适应现在的环境及与他人的关系的可能性，又可能使他的关系或他的心理／精神生物学功能受到干扰。

最后，回到本书的中心论点，伴侣治疗师要特别认识到关系二元自我的重要性及其固有的影响个体变化的能力。在这里，我要对亲密伴侣关系和二元自我本身做一个微妙但重要的区分，相比于二元自我，亲密伴侣关系是一种能被意识到的、可观察的现象，对其他人甚至对伴侣来说大多是显而易见的。二元自我 —— 一个私密的心理空间，两个人在其中成为一个整体 —— 是一个相互建构的动力学存在，在这里，两个人都从他们本来的样子转变为在亲密伴侣关系中被重新塑造的人。此外，正是这个私密的空间解释了双方的主观体验，即从彼此不在对方身边的状态变成了彼此在亲密伴侣关系中的状态。

将来访者的注意力转向二元自我是治疗的基础，尤其是在与最初将关注点放在伴侣的体验上的病人工作时。评估伴侣对病人的影响，为我们理解伴侣间的动力性交互提供了重要线索。例如，病人感觉情绪是如何改变、受约束和被影响的，或者病人是如何陷入屈从于伴侣与坚持自己的立场之间的冲突的。

理解二元自我的连锁系统及其对个体的影响不同于更传统的线性心理学范式，即**因果关系**（that causes this）范式。考虑到二元自我对病人个体或伴侣当前问题的贡献，我们反而保持了对动力系统的关注，更全面且更精准地解决病人的问题，即当前的症状（包括关系问题）如何及为何出现，它们在伴侣关系中是如何被建构、被增强，并被维持的。当治疗师在动力系统模型中思考时，治疗就会走向内省阶段，而这正是病人个体或伴侣的成长所必需的。

情感强度与内省

在伴侣治疗中，治疗师帮助双方建立对自我动机的洞察是很重要的，这样他们就能开始理解在延续他们的问题方面，他们各自所起的作用。这种说法对一些读者来说似乎是老生常谈，尤其是对那些积极实践伴侣治疗的人来说。然而，由于伴侣治疗的环境往往具有高情感强度，有时伴侣双方在调节情绪方面存在相当大的困难，因此伴侣治疗中的情绪的张力和蔓延往往不利于自我反思和洞察的实现。即使治疗中没有明显的冲突，治疗师也应该对伴侣的内在状态保持警觉，因为其可能与伴侣表现出来的状态大相径庭。

在通常情况下，伴侣一方可能看起来在倾听对方的抱怨和担忧，然而，他也可能在暗中积极地准备他的反驳，并动用他的防御来反驳那些他所体验到的错误的陈词、误解或对自己的攻击。由于一些病人在治疗中更擅长控制情绪，即使是在体验到相当多的内在骚动和／或攻击时，因此治疗师可能会忽略病人自我反思的缺失、倾听的困难和对伴侣的共情的缺失。在这种情况下，治疗师可能会对伴侣的问题有相当深入的了解，而伴侣只能获得一点东西或什么也得不到。实际上，这仅仅是实现洞察的表象，在这个表象之下，攻击性仍在不断增加，内省却没有得到发展。相比之下，在个体治疗中可能会存在周期性的负面情绪状态的爆发，但是**工作联盟**（working alliance）和间接性的积极移情状态提供了一种相对的宁静，对内省和洞察的实现有促进作用。

用更理论化的语言来说，当伴侣在愤怒、痛苦和指责的状态下（有时感觉受到伴侣的心理伤害）接受治疗时，偏执 – 分裂功能通常会处于主导地位，而内省和对自我及关系动力的洞察，以及对他人的共情这些抑郁位功能的表现，都处于低谷。在这种情况下，分裂现象是存在的，伴侣一方会刻板地认为另一方是坏的，这部分是由一方感知到另一方投射的坏的内部客体关系导致的。当他们处于偏执 – 分裂状态时，他们往往无法对对方的行为保持稳定且多元的认识，因为这些行为是由伴侣间的相互作用导致的，并受到双方认知的影响。

此外，由于治疗环境中的情绪高涨和急速的行动（尤其是在治疗的早期阶段）往往集中在对伴侣的指责、宣泄痛苦的情绪和蔓延的投射性认同上，因此治疗师很容易体验到来访伴侣所体验到的同样的情感失衡。当考虑到伴侣治疗师必须首先充当伴侣情绪的容器及加工和代谢伴侣尚未认识到的情绪和内部体验的减震器时，这种情感失衡就会成为一个特别重要且频繁发生的反移情干扰（Scharff & Scharff, 1991）。

反移情瓦解

当反移情被用作理解病人个体或伴侣的无意识途径时，它起到了一个非常有价值的作用。然而，当受到陷于偏执 – 分裂模式的伴侣的弥散性情感的狂轰滥炸时，伴侣治疗师的分析性平静特别容易受到扰动。此时，治疗师特别容易失去中立和公正，而这二者都是伴侣治疗的基本要求。因为反移情阻碍在所有心理治疗中都是常见的，所以我使用术语**反移情瓦解**（countertransference disintegration）来描述伴侣治疗师失去公正、中立和理想距离的现象；如果治疗师没有意识到这一点并加以控制，那么整个治疗过程和成功治疗的可能性都将面临风险。

反移情瓦解最常见的表现发生在治疗师忽略伴侣双方对当前问题的贡献时，治疗师与伴侣一方结盟，对抗另一方，形成与伴侣内部客体的互补性认同（Racker，1968）。此时，治疗师暂时无法保持对伴侣作为一个系统的全面的视野，在这个系统中，伴侣双方扮演的角色部分是对对方的响应，部分是对内部客体关系的投射（Zeitner，2003）。伴侣双方需要内省，进而在认知上通过洞察和反思来处理他们的问题，如果治疗师在治疗过程中认同了他们的内部客体，削弱了自己继续将问题视为由伴侣双方共同导致的能力，那么他们的内省可能就会消失或永远不会发展。这样的话，二元自我就被忽视了，治疗的影响力也会被削弱或完全丧失。

下一节中的案例是一对呈现出性关系冲突的夫妻的第一节咨询。由于咨询中表现出的情感很强烈，因此迅速建立起一个动力学框架似乎特别重要，通过这个框架，这对夫妻能够开始理解他们的性难题。尽管建立起关于当前问题的动力学模型是所有探索性心理疗法的特征，但在伴侣治疗中，以"伴侣双方对问题的贡献是同等重要的"这一观点来建立这个模型尤为重要。

在下面的案例中，这对夫妻几乎完全没有呈现出内省的焦点，这是那些愤怒和怨恨随着时间的推移而不断加剧的伴侣的典型特征。通常，伴侣会以一种狭隘的、刻板的、僵化的方式描述他们对对方的看法及他们的关系，同时公然或隐蔽地指责对方，但很少或从未意识到他们自己对问题所做出的贡献。

在下面的案例中，建立内省框架从一开始就因为贾斯汀愤怒的约束性影响而未能达成。尽管莉莉表现得更像受伤害的一方，但在她的个体治疗中，有一个关键的时刻让我帮助她开始认识到她的愤怒和敌意也是导致他们性难题的原因。我将展示我是如何与这对夫妻工作的，将他们的关注点从他们对性斗争的煽动性的和重复的叙述，扩展到最终达成以更富有同情心的方式理解彼此的抱怨，即将这些抱怨视为围绕着权力、控制和主张的表面表现。

莉莉和贾斯汀

牧师贾斯汀和家庭主妇莉莉在莉莉的精神科医生的推荐下前来咨询。莉莉因抑郁、焦虑和紧张性头痛接受了大约一年的治疗，而在最近的几个月里，她的情况恶化了。因为她的个体治疗的焦点最近转向了她与贾斯汀的关系，所以除了她一直接受的药物治疗和个体治疗外，她的治疗师还推荐她接受伴侣治疗。莉莉预约了第一次会谈，而贾斯汀不情愿地陪她来。他明确地表示自己没有什么问题，但如果这能帮助他的妻子，他会参与。

令人惊讶的是，贾斯汀在会谈开始时对莉莉缺乏性反应进行了愤怒的指责。他说，在他看来，她似乎"控制"了他们的性关系。接着，他指责了她那限制性的天主教背景，因为她认为性是肮脏的和被禁止的。贾斯汀说，在他们结婚之前，性交的频率就不太够，但因为莉莉还有很多其他迷人的特点，所以他继续保持着这段关系，同时认为一旦他们步入婚姻，事情就会有所改变。此外，他觉得一旦她不再信奉天主教，她就能从压抑中获得一些解放。

　　莉莉静静地坐着，听着贾斯汀的抱怨，显得有些疏离和冷漠。她没有详细说明自己的背景，只是认同了她的天主教信仰在她的成长岁月中的重要作用。当我鼓励她思考她对他们的性关系的看法时，她不情愿地表示，她觉得每两周一次就够了，尽管她知道贾斯汀经常对此感到沮丧。她补充道，她认为他们以一种双方都可以接受的方式解决了性关系的问题，尽管并不理想。我不断地试图鼓励莉莉对贾斯汀的观点做出扩展或反驳，但都遭到了抵制。鉴于她是那个发起伴侣治疗的人，而且她显然体验到了相当多的情感上的痛苦，我很想知道她的沉默对他们的关系而言意味着什么。

　　我开始对贾斯汀大声指责莉莉的行为感到有些愤怒，然后我在想，莉莉的自发性的缺乏和被动性是否可能代表着一些无意识信息，而这些信息对理解他们的二元自我很重要。也许是贾斯汀玄妙的风格导致了莉莉不能或不愿意发出她自己的声音。由于她一直缺乏自信，我安排了一次和她的个体治疗。

　　在个体治疗中，莉莉的坦率、她的思想和感受的流动性一下子就给我留下了深刻的印象。当她坚定地说话时，她的犹疑似乎完全消失了，而现在她公开地把他们之间出现的问题归咎于贾斯汀。此时此刻，她几乎没有反思自己对他们那有问题的互动有何贡献。相反，她激动地谴责了贾斯汀专横傲慢的品质。接着她告诉我，多年来，贾斯汀因建立了一个庞大且有影响力的教会团体而享有声望，但是他对待她就像对待他教会的员工一样。我对莉莉说，她似乎觉得被他控制了。我特意选择了"控制"这个词，因为我回想起贾斯汀在描述莉莉不愿意和他发生性关系时也用了同样的词。

　　当莉莉继续表达她对贾斯汀的愤怒时，她引用了许多她觉得贾斯汀在试图控制她的例子。这时我意识到，贾斯汀对莉莉对性的控制的抱怨与莉莉对贾斯汀这个想要控制她的男人的体验是一致的。双方都认为对方在控制自己，这似乎是他们的关系问题的核心特征。他们对促成二元自我的过程都有所贡献，在这个过程中，他们对彼此投射了一种控制品质，这使得对他们各自来说重要的事情没有了空间。一般来说，当双方以相似的方式描述对方，并使用同义的或完全相同的词来描述他们的相互作用时，很可能是投射性认同在起作用，此时，二元自我的特征被描述出来。

私人空间的影响

在实践中，治疗师有时很难保持警觉，因为伴侣一方对另一方的特征或属性的鉴别不一定是明显的或可观察的。这种现象是由于二元自我的本质。二元自我是在伴侣的主体间和私人空间内发展起来的，在这个空间中，双方的自我特征被无意识地投射到对方身上并产生一种反应，同时不断地刺激对方产生相应的反应。因为伴侣双方都会无意识地试图摆脱自我在发展过程中的有毒的品质，所以关系变成了一个可以排出这些自我品质的容器。

在某种程度上，伴侣双方都能接收到这些投射和（被赋予的）属性，容纳它们，并在没有过度反应的情况下轻松地代谢掉它们，这样伴侣双方就可以将他们私人的连锁交流模式发展为一个运行顺畅且具有适应性的二元自我，这个二元自我可以促进沟通，并增强伴侣间的亲密感。但是，由于投射性认同是以无意识沟通的机制运作的，并且它充当着排出有毒的、未解决的发展性损伤的角色，因此它可以起到防御的作用，形成一种动态的交流模式，并导致伴侣功能的长期失调。就像个体过度使用任何一种防御机制都可能代表着那是病理性的一样，对伴侣来说，过度运用投射性认同来摆脱自我中有毒的部分，会使人际间的现实感变得模糊，并使伴侣双方陷入冲突的重复循环。这就是贾斯汀和莉莉的现状。

尽管在前两次会谈中，他们几乎没有透露各自的成长史，但很明显，莉莉和贾斯汀可以相互投射出具有控制和僵化特征的内部客体。双方都感觉自己在这段关系中似乎是没有自主权的，并确信对方掌握着所有权力。此外，两个人都觉得对方对他们认为重要的事情缺乏共情。

在识别出他们关系中的权力问题后，我也认为更多地理解贾斯汀对他们缺乏性关系的抱怨对莉莉所造成的影响很重要。在个体治疗中，我问她是如何体验贾斯汀的不开心的。在这里，她似乎可以更自由地探索自己的感受，与我在联合治疗中观察到的沉默大不相同。她说，随着这些年来贾斯汀对她的要求越来越高，她变得越来越愤恨，以至于她对性的兴致越来越低。她的解释似乎是，当一个人被另一个人冒犯或伤害的时候，这是一个自然的结果。为了鼓励进一步的内省，我对她说："那么，当一个人对另一个人生气时，收回一些对方渴望的东西也很自然，对吧？"停顿片刻后，莉莉回答："也许我有时候是以此来威胁他的，因为我感觉自己被打了，我无能为力。"这是她第一次开始反思自己在互动中的角色。

我帮助莉莉澄清了她的性是她压抑的部分，为她与贾斯汀的关系更加意识化的体验提供了一个微妙但重要的变量。这似乎促使她将自己从一个仅仅对丈夫的攻击性行为感到愤怒的被动的受害者，转变为一个主动的参与者和一个对他们二元自我的主体间领域做出了切实贡献的人。在我将她对我的回应做了一个小小的变形并回应给她之后，她对自己在他们的互动中更具攻击驱力的行为有了更多的洞察。这时，她能够看到她对丈夫的性反应的减弱，不仅是一种偏好，也是她在他们的关系中试图获得自己的权力感的一种方式。

这对夫妻围绕着对彼此的权力和控制发展了他们的二元自我，在意识上，他们都将自己体验为受害者，并对对方的挑衅感到愤怒。尽管贾斯汀表现出的抱怨是对他缺乏亲密感的愤怒，但最终他明显感受到莉莉在通过拒绝性来剥夺和控制他。起初，他对自己的控制品质几乎没有洞察，而且事实上他也不理解他对莉莉的行为促成了他们关系中的温柔和亲密的缺失。而莉莉对贾斯汀的回避和冷处理，既是对感到被指责和被压制的反应，也是一种被动攻击的表现，因为她在面对他的控制时需要维护自己。

总结

伴侣治疗技术一定要始终包括治疗师对伴侣双方的贡献（在双方的整个交流领域中发生的行为与投射体验）的动态交互作用的关注。这个交流领域里不仅包括伴侣间实际的语言和行为，还包括在遣词造句、选择的行为反应，以及整个相关领域中被编码的无意识信息。

莉莉和贾斯汀的案例生动地展示了，莉莉的抑郁和头痛中所隐藏的愤怒是如何削弱他们洞察各自对当前问题所做出的贡献的能力的。此外，尽管莉莉是有明显症状的一方，但是贾斯汀也一直在与他郁积的愤怒做斗争。尽管前来寻求治疗的伴侣能明显地意识到他们的关系存在问题，但通常双方都想要控制对方，并且有时会把问题的责任完全归咎于对方。这种被归咎的责任将成为内省最大的敌人，而内省是治疗进程有所进展和有所帮助的必要条件。

伴侣对内省的回避

在本节，我将详细说明伴侣呈现问题的方式，包括他们所运用的威胁内省焦点的各种防御、人际模式和策略。当治疗师意识到这些机制时，他可以有把握地假设它们代表了伴侣双方对保持反思、慈悲和对彼此立场的共情的困难。治疗师的任务是帮助伴侣双方发展或恢复他们的反思能力，这样他们就能开始更好地理解关系中的自己。如果伴侣双方能在治疗过程中发展内省能力，他们就会产生更多的共情，并且更能理解对方和关系的动力。

尽管内省对伴侣的僵局来说既是目标也是方法，但它在伴侣治疗的实际操作中是最难维持的。双方通常会将自己的立场、态度和对对方的情绪反应，体验为对对方造成的伤害的合理反应。意识到一个人在关系中的角色有着除自我保护之外的其他动机 —— 即意识到一个人的破坏性动机 —— 是动力学取向伴侣治疗的核心目标，有时也是一个被低估的目标。

伴侣双方相互指责的各种方式，往往会阻碍他们意识到自己在制造或维持问题中所扮演的角色。对伴侣治疗师来说，将指责、愤怒，以及他们的变化视为防御是很有意义的，这些防御通常与有毒的内部客体关系的投射有关。无论伴侣一方对另一方的抱怨实际的准确性或合理性如何，重要的都是看到他们所报告的担忧或问题对伴侣造成的痛苦的方式。这些情绪往往包含发展性因素，而且大体上都是伴侣意识不到的，或者从未考虑过其（与发展性因素的）相关性的。关注到伴侣双方如何相互指责，追究对方的责任，治疗师必须对此进行干预，帮助他们意识到他们的投射和过往的发展性问题。

当个体开始理解投射中包含早期经验的相关性时，通过指责伴侣来发泄这些情绪的压力将会减轻。在通常情况下，急切地指责伴侣有助于个体保护自己免受羞耻感的煎熬。帮助双方意识到隐藏在指责和愤怒之下的羞耻感对伴侣双方来说往往是一种解脱。此时，治疗师对伴侣双方同等的共情和敏感性是至关重要的，因为在强烈情绪的氛围中，它很容易因为伴侣的投射作用而被破坏和抛弃。

治疗师对内省的回避

保持内省的焦点可以说是伴侣治疗实践中最困难的任务之一。不仅伴侣会倾向于以我们之前讲的方式破坏必要的内省，治疗师也有舍弃这个立场的倾向。在本节，我将指出干扰治疗师保持系统焦点能力的因素，而保持系统焦点是治疗师维持中立的基础，并且能够尽量避免反移情瓦解。

建立不恰当的联盟

不恰当的联盟（misalliance）被定义为治疗师以一种被伴侣一方体验为疏远的方式认同伴侣另一方。在这里，一方（有时是伴侣双方）将会体验到治疗师的偏袒，感到被维护、被支持和宽慰，另一方则会感到被指责和被误解。在通常情况下，这不会在治疗中明显地显露出来，而会在治疗结束后在伴侣之间显现出来。此时，治疗过程可能会岌岌可危，治疗可能会陷入僵局，甚至过早终止。

不恰当的联盟的建立通常代表着治疗师的与反移情相关的问题，这可能源于他对二元自我的动力结构和功能的误解，或者源于他自己被伴侣的议题激活的内在冲突。治疗师可能会通过暂时放弃他对伴侣双方同等的关注而与伴侣一方结成联盟。伴侣关系问题是由双方共同决定的，因为伴侣的意识和无意识特征是匹配的，就像一把钥匙开一把锁，而治疗师可能会丧失这个视角。

这种干扰通常会被那些主要或仅仅接受过个体心理治疗的正式培训或督导的治疗师体验到。虽然治疗师的确认为伴侣治疗是一种将伴侣视为联合体的治疗模式，但在治疗时间内，实际的治疗焦点是在伴侣双方的个人心理议题上的。尽管治疗师会邀请伴侣双方探索他们的过去，他却无法证明和解释这种伴侣关系的连锁动力结构是由双方压抑的内部客体共同建构的，即内部客体通过投射性认同，创造并延续了对方的问题。此外，治疗师也未能注意到二元自我是整个伴侣系统相互影响的心理表征。在伴侣系统中，伴侣一方的认知和行为是由另一方决定的 —— 每一个（认知和行为）都代表着投射的部分客体关系，这既是冲突的结果，也是冲突的原因。

帮助伴侣双方接受他们各自的角色，可以鼓励更多的共情和现实适应，以及对对方的独特性的接纳。在治疗中保持这种焦点，最终可以使伴侣双方的认知从投射中解脱出来。同时，在治疗过程中，通过对原始客体关系的修正和改进，伴侣双方能够扩展他们对对方是怎样及为何被无意识地选择来治愈自我和使自我完整的意识。在这个意义上，如果治疗师未能重视或保持对二元自我的关注，或者由于反移情瓦解的作用放弃了这个视角，治疗很可能会失败。

下一节的案例说明了治疗师对伴侣内部客体的认同是如何导致反移情僵

局出现的。在寻求督导的过程中，治疗师开始识别出他自己的成长史与伴侣一方的相似之处。这最终帮助他恢复了他的治疗中立性和必要的对伴侣双方同等的关注，使他能理解二元自我，并对其进行工作。

诺拉和汉斯

诺拉和汉斯已经在 A 博士那里接受了大约一年的治疗，A 博士找我督导，因为他担心诺拉最近爆发的愤怒会威胁到治疗的继续。A 博士形容诺拉和汉斯是不稳定的人，他们似乎对彼此养育他们那 16 岁的儿子的方式不怎么有耐心。据诺拉说，杰夫是一个苛刻且自恋的青春期男孩，而汉斯则过度且不恰当地纵容了他。随着时间的推移，她对汉斯越来越愤怒，并指责他逢迎儿子的要求；她试图控制杰夫的企图被汉斯和杰夫认为是不合理的、命令式的。这个案例有许多复杂的方面，包括杰夫的反社会特征、物质滥用和学习障碍史。然而，A 博士找我督导的核心问题是他在和这对夫妻围绕他们的教养问题工作时所面临的僵局，这个问题最近使他们的婚姻关系严重恶化。

A 博士描述了一系列会谈，其中包括与汉斯和诺拉的育儿方式有关的历史，我注意到他做了一个干预，但这个干预似乎导致了一个消极的趋向。在探索诺拉与其母亲的不稳定的关系时（诺拉的母亲在诺拉小时候被诊断为双相情感障碍），A 博士说，诺拉对汉斯的行为似乎具有她的母亲在她的成长过程中表现出的同样的爆发性情感的品质。尽管 A 博士的干预并不正确，但我觉得这是 A 博士被他对汉斯的认同无意识地驱动的结果，他无意识地将他们的斗争归咎于诺拉。A 博士的描述中还有其他几个特征，暗示了他对诺拉的负性反移情，以及对汉斯过度的共情。值得注意的是，当治疗师与伴侣一方形成反移情性的不恰当的联盟时，原本可能是正确的解释往往会被伴侣另一方体验为缺乏共情的和漠不关心的。

我假设诺拉因为 A 博士与汉斯的联盟而感到不被理解，于是我打断了他，并询问他对这对夫妻的感觉。A 博士说，他的母亲曾因双相情感障碍而接受治疗，但最终她还是自杀了。他谈到了他对她去世的矛盾的和未解决的感受——他对母亲在家里无休止的指责的愤怒，以及他在她死后这么多年来体验到的深深的内疚。在他自己的治疗中，他开始意识到他和母亲的关系，在这种关系中，他对她的愤怒聚集成了一场有关施受虐的斗争，在这场斗争中，他以行为激怒她，引发她的情绪爆发。接着，他描述了他的父亲和母亲是如何发生冲突的，母亲试图证明他的过错，而父亲则试图保护他。

此时，我和 A 博士都能够理解并讨论他对这对夫妻的二元自我的攻击性内部客体的认同，A 博士与像他父亲一样的汉斯结成了联盟，同时无意识地责难诺拉，就像对待他那具有攻击性的母亲一样。尽管与汉斯结盟对抗诺拉是一个很微妙的动力，但诺拉体验到了被攻击，并且 A 博士丧失了他的中立。随着 A 博士越来越多地意识到他那反移情性的不恰当的联盟的来源，他最终恢复了与二元自我工作所需的中立。

A 博士是一位经验丰富的伴侣治疗师，他接受过伴侣治疗的训练，也有丰富的经验来理解和处理这对夫妻的动力性相互作用。但是，由于这对夫妻的二元自我的一个重要特征激活了 A 博士未解决的家庭议题——包括对母亲的矛盾的罪疚感与恨意——治疗过程已经偏离了轨道。

对强烈情感的被动回避

我们已经确定，在伴侣治疗中，攻击性的强度和持续性通常比在个体治疗中更高。治疗师耐受攻击的能力是一个可以显著改变治疗进程及治疗师反移情的因素。如果治疗师的耐受能力较差，或者对病人表现出来的攻击性感到不舒服，治疗师就可能会倾向于回避具有潜在攻击性的重要议题或话题以避免情感卷入。换句话说，这种反移情表现代表了治疗师会无意识地破坏内省焦点，并在无意中妨碍治疗进程。

总的来说，与个体治疗和精神分析相比，伴侣治疗由**自由联想**（free association）获得的进展会较少。尽管伴侣治疗师确实必须通过鼓励伴侣观察在两次会谈间隔的时间里出现的主题来为治疗工作提供某种结构，但与个体治疗相比，被带到咨询室里的实际议题更少地源自反思或内省。相反，伴侣一方通常会将对对方的观察带入会谈中，这些观察会被描述为洞察或关注，实际上却是经过伪装的抱怨，甚至是对伴侣的攻击。在这种情况下，抱怨者往往意识不到他所描述的（对方的）行为是如何被自己投射进二元自我的行为或情感的。

换句话说，伴侣往往不能将彼此的行为视为他们之间的相互影响的部分功能，尤其是在治疗的早期阶段。当伴侣一方倾听另一方的担忧或观察时，他可能会将其体验为攻击或批评，并以反击或合理化来回应。这种常见的情况往往会导致个体退行到偏执－分裂模式，这会破坏内省焦点，而内省焦点是抑郁模式功能的更典型的特征。因此，伴侣治疗的环境可能会成为一个虚拟的战场，治疗师用自己的反移情来反应，而这至少部分是由伴侣的投射性认同所影响的。这些动力的互动和情感会侵入治疗师的无意识心理映像，影响他的耐受能力、调控攻击性的能力，以及有效干预和诠释的能力（Zeitner，2003）。

对强烈情感的主动回避

不同于对攻击性感到不舒服的治疗师被动回避带有攻击性的议题，另一种情况是，治疗师会主动干预以抑制情感的强度。此时，治疗师可能会对表现出来的攻击性感到焦虑，或者在理解伴侣动力时产生一些困惑。在后一种情况下，伴侣的情感实际上已经侵入并干扰了治疗师的思维，导致了一个类似于解离的过程的发生。尽管有意识地干预以弱化情感的强度有时是一种很好的治疗技术——尤其是在情绪对治疗有潜在的破坏性，或者伴侣脱离内省时——我们在这里谈论的是由反移情介导的干预，它会干扰治疗师对伴侣之间出现的问题的理解。

在咨询中体验到足够多的情感对于伴侣维持亲密和与彼此的联结是必不可少的，同时这也能帮助他们发展出新的关于联结和理解的模式。治疗师在咨询中维持情感调节的适当平衡，以使伴侣双方在他们的关系背景下更好地理解自己，代表着定义伴侣治疗的艺术性和科学性的重要特征之一。

在培训中对治疗师和学生进行督导时，我看到过这样的反移情，治疗师对咨询中表现出来的愤怒感到不舒服，于是采取干预措施以减轻或回避这个重要的情感状态。这有时可能会干扰伴侣对他们的关系动力的洞察。举个例子，我曾督导过一名治疗师，他向我承认他对伴侣的攻击性感到不舒服。为了解决这对伴侣的问题，他向他们提供了一个行为上的解决方法，让他们每天和彼此谈论他们所感知到的对方的良好品质。这个行为要在两次咨询的间隔时间内完成。

尽管行为干预和策略有时可以起到促进作用，但这位治疗师采用的干预措施似乎是不合时宜的 —— 这源自他对伴侣的愤怒的感受。我举这个例子是想做出一个温和的警告，即动力系统的焦点很容易在强烈的攻击性互动中被破坏，当这些互动冲击治疗师的内在世界时，它们是超出治疗师的耐受阈限的。最终的结果可能是一种支持性对策的防御性表现，这最终会被用来抑制互动和情感，而这些互动和情感是有可能强化内省焦点的，并且有可能使伴侣的共情和对他们关系的洞察得到发展。恰当地调节伴侣的情感强度的支持性干预，并对这些情感的来源进行扩展和诠释，是动力焦点伴侣治疗的一个基本目标。

X 博士

X 博士是我督导过的一位非常有天赋的治疗师，他曾找我咨询一对他很难理解的伴侣。X 博士一开始就告诉我，与他和我谈论过的对伴侣进行联合治疗的一贯舒适的方式相比，他感到焦虑，无法理解他们互动的动力。对 X 博士来说这不太常见，他在建构这对伴侣的问题的动力结构时感到困惑。

佩德罗和吉米是一对同性伴侣，他们因为佩德罗对吉米的示爱逐渐减少的性反应而前来咨询 X 博士。他们的性问题始于他们开始同居的时候。在同居之前，他们已经在一起两年了，在那段时间里，性对他们双方来说都很重要。X 博士强调，他在与同性伴侣工作时并没有感到不舒服。他觉得他能够轻松地倾听，并处理他们的性关系的细节，就像他在与异性伴侣一起工作时一样。而且由于他在治疗棘手的病人个体和伴侣方面有很多经验，因此他非常困惑，是不是他所感受到的部分代表着一个基于反移情的问题，而这个问题使他无法理解这对伴侣。

X博士描述了这对伴侣的第一次会谈，接着描述了另一次会谈，我发现我也很难找到一个导致伴侣之间出现问题的动力学线索。有趣的是，我注意到，当X博士描述这对伴侣的互动时，他呈现的演示非常完美。他向我提供了这对伴侣的确切言语，以及他精雕细琢的毫无瑕疵的干预。由于对病人个体和伴侣的清晰的动力学理解并不一定会立刻出现，因此我只是带着好奇倾听他的讲述，试图理解他的僵局。督导进行了大概30分钟后，我仍然没有澄清可能发生了什么，然后我注意到X博士用特别大的声音和我说话，这个音量我记得在我之前和他的互动中是从来没有过的。我突然怀疑，这个不寻常的音量可能是理解他咨询我的问题的一个线索。

我反馈给X博士，说他讲话的声音很大，讲述的内容很精准。X博士停了一会儿，仔细地思考着我的观察。然后他说，佩德罗和吉米说话声音都很大，并且总是很精准，控制得很好。带着困惑，X博士继续解释道，吉米和佩德罗一直都表现出善于反思和关切的样子，但他们之间的情感看起来"单调且虚伪"。他接着说，他们都使用了大量的心理学术语，"就好像他们读了最近畅销的心理学自助书一样"。此外，X博士补充道："当佩德罗说话时，他的下巴会绷紧，就好像他很生气一样。"

突然，X博士说，因为这两个男人在对待彼此时如此克制，所以他最近给了他们一项行为任务，让他们在下一次会谈前完成。他要求佩德罗和吉米每天晚上交谈10～15分钟，告诉对方在过去的24小时里对方令自己兴奋的事情。我对这位经验丰富的治疗师所使用的行为处方感到惊讶，尤其是这样一个看似绝望甚至笨拙的处方，我问他为什么要使用这种技术。他回答，由于治疗似乎没什么进展，他对佩德罗和吉米对待彼此的理智化方式感到越来越不舒服。最后，X 博士补充道，他发现他越来越对吉米和佩德罗的理智化和"流行心理学化"感到恼火。

此时，我将这些资料拼合成了一个更全面的图像：X 博士高昂的声音，以及它是如何映照出这对伴侣的；治疗师讲述的精准性，似乎代表了吉米和佩德罗对彼此的行为合理化的表现；佩德罗绷紧的下巴；最后还有 X 博士孤注一掷地使用的行为技术。我提出了我的问题："这些愤怒是从哪里来的，从谁身上来的？"当然，我的问题包含了我对 X 博士所遇到的问题的性质的假设。由于投射 – 内摄的动力存在于治疗师的咨询室里，并在治疗场域的所有人之间流动，因此现在很明显的是，X 博士吸收了佩德罗和吉米的二元自我中包含的一种愤怒的防御性投射的衍生物。

尽管这对伴侣表现得聪颖且开明，并且似乎渴望理解和治疗他们的性问题，但是他们的礼貌、抑制和慎重掩盖了一种潜在的愤怒，而正是这种愤怒影响了他们的性功能。伴侣双方无意识地将所有攻击性都封锁起来，并达成了共谋，这使得他们关系的活力和真诚也被倾泻一空了。此时，探索并最终恢复这些特征将成为治疗的目标，治疗师要帮助这对伴侣理解他们关系的僵化。

佩德罗和吉米对攻击性的抑制很可能是由一种对潜在危险的共同焦虑导致的。为了根除对彼此的不满和愤怒，这对伴侣将攻击性的残余投射给了 X 博士。X 博士使用行为干预的本意是好的，这代表了他试图打断这对伴侣没有情感的表现，但他没有意识到，他们的真诚的缺失实际上是在试图避免他们所恐惧的愤怒。佩德罗的性欲的缺乏是另一种彻底扼杀可能破坏现状的感情的尝试。

结论

通过布置家庭作业，X 博士试图揭开这对伴侣空虚且腐旧的关系。但讽刺的是，他选择中止了动力学取向治疗的内省焦点，转而使用了一种指定式的策略，并且最终失败了。同样常见的是，即使是训练有素的治疗师也很容易吸收病人个体或伴侣的无意识焦虑，这有时会迫使治疗师产生反移情以回避内省，转而采用其他的替代性干预措施。然后，治疗师有可能会在无意中邀请伴侣进行那些令人害怕的和拒绝接受的事情，从而在失去治疗机会的同时，增强伴侣的阻抗。此时，治疗师实际上是在与伴侣形成共谋，以回避那些破坏了伴侣的甜蜜生活的情感。

支配、默许和婚外情

在一段关系中，如果一方夸张地扮演着支配者的角色，同时另一方对此表示默许，那么他们的二元自我很有可能是充满攻击性的，以至于一方成为攻击性的主要载体，而被动和压抑的能力则被投射到另一方身上。在这些伴侣关系中，二元自我可能会在很长一段时间内平稳地运作。但很常见的是，当伴侣遇到生活中的各种压力时 —— 尤其是那些能够调动强烈情感的事件 —— 压抑功能可能就会失控，伴侣间的冲突甚至个体的症状就会爆发

（Fairbairn，1944）。成人生活中常见的压力源包括养育孩子带来的相关问题、与大家庭（包括父母和兄弟姐妹）的接触、有关经济和事业的压力、对空巢生活的适应，以及所爱之人的亡故。

通常，在这些情况下，明显被动的一方 —— 愤怒较少、对关系的抱怨也较少的一方 —— 会前来寻求治疗，试图安抚有着更显著的不满的一方。被动的一方有时会感到困惑，有时会被有主导权的一方的愤怒淹没，有时也会对如何取悦对方、获得原谅或改善关系感到不知所措。如果是伴侣出轨的问题，那么一定是明显更愤怒的一方（不管是有主导权的一方还是被动的一方）带着另一方前来咨询。

前来寻求治疗的夫妻最常见的问题之一就是近期发现的婚外情。虽然处于支配地位的一方和被动的一方都有可能卷入婚外情，但根据我的经验，前者更有可能误入歧途。通常在最初的访谈中呈现的都是，被动的一方被伤害、被背叛和感到愤怒（一般来说，他会表现出除了被动以外的任何样子），而此时处于支配地位的一方则显得懊悔、羞愧和沮丧。

通常，当出现的问题是婚外情本身时，任何先前提及的已然存在的夫妻问题都会被回避。由于不忠带来的巨大伤害和愤怒，婚外情可能会在很长一段时间内一直是治疗的焦点，愤怒、羞耻和报复的愿望会在治疗过程中被反复表达，或者被强迫性地表达。虽然一些伴侣能够很容易地将焦点从婚外情转移到亲密关系的长期问题上，但很多人仍旧会将视线锁定在婚外情上，以释放因遭受背叛而来的痛苦的情感，有时也希望报复伴侣或从出轨的伴侣身上获得补偿。

由于对出轨行为的负罪感和羞耻感，出轨的一方可能会与愤怒的一方形成共谋，对所有长期存在的关系问题保持模棱两可和沉默，受虐地屈从于愤怒的一方的谩骂和宣泄的需求。对婚外情的强迫性关注有时代表着伴侣双方共同的防御，这使他们不必解决长期存在的亲密关系中的问题，或者他们对存在于关系中的过度支配和顺从的潜在担忧。此外，随着时间的推移，伴侣双方可能会无意识地形成共谋，采取阻力最小的方式来避免公开的冲突。对这些伴侣来说，愤怒和分歧通常被认为是危险的，因此双方一直郁积着怨恨，封锁任何意识上的不满。这些伴侣的典型表现是，他们未能建立解决冲突的基本机制，同时他们的二元自我中存在的压抑机制使他们的关系变得脆弱且毫无生机。

对于这样的伴侣，治疗师必须特别警惕伴侣防御性地从二元自我中驱逐攻击性的模式，因为这种模式现在会导致对内省焦点的阻抗。治疗任务的一部分是谨慎地帮助伴侣双方认识到他们对冲突共同的恐惧，同时鼓励他们带着具有亲密关系特征的各种情感相互联系。为了实现同样的目标，具有夸张的支配和顺从的二元自我的伴侣需要大量的帮助，在他们的关系系统中重新分配定义了支配和顺从位置的自我的特征。从操作上讲，当二元自我在治疗中被看到，并且伴侣双方开始更好地理解各自如何及为何扮演着夸张的角色时，他们通常能够恢复，有时甚至会重塑那些他们多年来未被表达的和隐匿的一面。

随着伴侣体验到关于支配和顺从的冲突，治疗师必须帮助双方探索和理解那些无意识地影响他们采取夸张立场（自己的立场和伴侣施加的立场）的发展性因素。例如，丈夫是被动的，而妻子强烈地抱怨他没有针对财务问题做决定的能力，但当他采取行动时，妻子却一再指责他，那么对这对伴侣来说，让他们意识到妻子的指责会影响并使丈夫保持对财务问题的迟疑态度，就是必要的。

同样，鼓励丈夫探索自己的过去 —— 例如，贫困的家庭背景，他的母亲指责他的父亲那糟糕的财务决定，最终导致了家庭的破产 —— 对于帮助双方理解丈夫焦虑的遗传学来源至关重要。在这种情况下，对他们来说同样重要的是认识到丈夫的犹豫也源自让妻子失望的焦虑，因为他的父亲让他的母亲失望了。

此外，这对伴侣必须认识到，丈夫在做决定上的困难包含了焦虑，这种焦虑同时被投射到了妻子身上，进而影响妻子因为焦虑而采取指责丈夫的行为。最后，在妻子体验到丈夫的父亲抛弃了家庭、一个年幼的孩子和一个无助的母亲后，为了解决她对他们的财务问题失控的无意识恐惧，治疗师将帮助伴侣双方理解他们施加给彼此的无意识影响和人际影响，这些影响导致了他们关于支配和顺从的困难。

应该注意的是，二元体中容易采取被动立场和回避的一方，即使是在更占主导地位的一方的全力支持和鼓励下，依然可能会表现出病态的依赖或边缘结构，这种情况在发展上源自不完全的**分离 – 个体化**（separation-individuation）和 / 或依恋障碍。由于这种可能性，伴侣一方会不顾另一方真诚的鼓励，并拒绝维护自己的自主性，对此治疗师需要进行仔细的评估。在某些情况下，被动 – 默许的伴侣在个体治疗或精神分析中可能会比在伴侣治疗中得到更适当且更有效的治疗。

离婚

在西方文化中，离婚被认为是一种对婚姻中难以解决的冲突的自救途径或潜在的解决办法。当有人违反了婚姻的忠诚时，离婚在很多时候都被视为一种选择。受伤的伴侣反复以离婚作为威胁也可以被视作对"背信者"的报复，并通过夺取婚姻持续与否的控制权来减轻自己的被羞辱感。在治疗中仔细地探讨这些议题和可能的动机是必要的，特别是当离婚的主题在很长一段时间内持续被摆在台面上讨论时。

婚外情无疑是一种最具破坏性的婚姻创伤。然而，它并不一定是无法补救的。尽管有许多因素决定了婚姻破裂是否可以修复，但我发现有两个因素在预测积极结果和恢复婚姻关系方面是最可靠的。首先，伴侣对治疗（通常是长期的伴侣治疗）的投入是重要的。其次，我发现，伴侣对理解婚姻的破裂是如何发生的意愿，包括它对伴侣长期的婚姻问题的影响，是积极结果的先兆。我认为，这两个因素的本质是双方在治疗过程中建立了自省的能力，使他们能够在治疗过程中研究他们的关系。为了让治疗成功地恢复伴侣的亲密关系，伴侣最终必须将婚外情当作冰山一角来体验。所谓冰山，即他们的长期问题的症状，它最终必须在治疗进程中得到解决。

敌对、扣押和控制

尽管支配和默许代表了内省破坏者的两个极端，并且很容易在治疗开始时被观察到，但在治疗能够顺利地进行之前，敌对、扣押和控制 —— 冲突中的伴侣的三重相互关联的行为——有时在治疗师面前却很少显现。对伴侣的敌对有时会表现为迅速反对或纠正伴侣微小的或不重要的细节，有时代表了伴侣一方在关系中维持优越感的无意识渴望。这种行为有时是无害的，有时是有害的，但无论如何，它都必须在治疗过程中得到处理。

一个更加明显的控制伴侣和亲密关系的侵略性尝试，通常具有自恋功能，治疗师显然需要在工作中对其进行仔细探索。伴侣可能会努力维持他们的自恋平衡，即使双方在关系中都体验到了相当多的不满。此时，治疗师的由反移情介导的同情很容易倾向于明显被控制或被贬低的一方，而另一方的破坏品质则会被回避。我再强调一次，对治疗师来说尤其重要的是，能够认识到关系的共谋本质，在关系中，双方同等地向二元自我贡献并投射了自恋特征。

虽然明显控制的伴侣通过持续的反对、批评或贬低投射了自我攻击的部分，但这里通常都会有一个对应的过程，在这个过程中，伴侣另一方维持着接受对方所投射的坏客体的配价。当伴侣一方表现出明显的自恋时，伴侣另一方会表现为抑郁的、可怜的和受虐的，同时无意识地接受这些投射。通常，随着治疗的进行，我们会发现被控制和被贬低的受虐伴侣，会通过其他方式来表达愤怒，从而对伴侣施加一种更微妙的力量。通常，受虐的伴侣可能会经历慢性抑郁或心身疾病，这对明显更控制的伴侣有着控制和惩罚的效用。

对伴侣的持续控制也可以用于其他目的。尽管这可能代表了一种自恋的需要，即通过投射自我的恐惧和拒绝的部分，将伴侣置于从属地位，但它也可能代表一种拒绝亲近和亲密的方式，仅仅因为这是对方想要的。这样做的目的是通过拒绝对方渴望的一些东西，来作为一种对伴侣的无意识的敌意表达，而这种做法常常是在上演一段源于过去的无意识关系脚本。

应该强调的是，在亲密关系中出现问题的并不是这些不同的二元问题中的任何一个的偶然爆发，而是对这些联结模式中的任何一种的夸张、持续且长期的使用。前来寻找治疗的伴侣通常都发展出了缺乏弹性的关系脚本，其不能再支持伴侣一方或双方的自我。

性和其他心身表现

性也许是亲密伴侣关系中最主要且最基本的组成部分。它对伴侣来说是一种独一无二的体验，在二元自我、无意识中发生的一切与伴侣的身体之间架起了一座桥梁。伴侣治疗师将性描述为一种心身伙伴关系，在其中，伴侣双方的生物学功能得以与对方的思想进行交流，而性行为服务于感官愉悦和/或繁殖（Scharff & Scharff，1991）。尽管愉悦和繁殖可能是服务于达尔文的物种繁衍的相互关联的动机，但性行为也服务于其他基本心理功能（见第4章的讨论）。在本章，我将把伴侣的性难题作为症状来解决，这些症状表现起着替代或移置关系冲突的作用，而伴侣往往（但并不总是）能够回避这种冲突。

伴侣通常会描述他们的性关系中看似孤立的问题。这个问题可能会表现为一种性欲的压抑、关于频率的分歧、勃起障碍或阴道痉挛。性问题在治疗中往往是焦点，而关系的其他方面则会被回避。尽管无意识焦虑和先前存在的性创伤可能是病因，但我们将把讨论局限在那些性问题代表着伴侣关系问题的心身移置的表现上。

在通常情况下，伴侣的性行为已经成为表达亲密关系中的问题和焦虑的无意识指向，同时防御着想象中的危险，即以更明确的情感来理解他们的关系问题。在伴侣的性问题中所发生的是，精神紧张被投射到伴侣的性器官上，损害伴侣的身心共融，并充当着二元自我中的问题的替身。尽管性仍然是伴侣的焦点，但它也是一种对内省的阻抗，而内省是心理治疗最终起效的必要条件。

贝琳达和斯图尔特

贝琳达打电话来预约咨询，因为她的伴侣斯图尔特对他们不频繁的性生活感到愤怒。尽管他们已经在一起四年了，但是他们只在一起生活了一年，在此期间贝琳达出现了一系列身体问题，最近她被诊断为纤维肌痛。她的医生告诉她，她对性生活的欲望降低源于她的身体问题。当贝琳达在电话中介绍她的情况时，我一开始还不清楚她是在为自己预约咨询还是在为她和斯图尔特一起预约咨询。

听着她简短的介绍，我注意到她对问题的描述有些矛盾。尽管她说斯图尔特对她生病和他们很少发生性行为感到愤怒，但随后她又把他描述为一个"圣人"，对她的身体问题"非常同情"。当斯图尔特知道她感到疲惫，并且经常感到疼痛时，他接管了大部分家务，给她机会休息。突然，贝琳达问我应该让她一个人来，还是让斯图亚特和她一起来。因为她已经描述了斯图尔特的不安，并且对他赞不绝口，所以我似乎有理由推断，斯图尔特对现在情况的不满至少是临床表现的一个要素。在此基础上，我建议斯图尔特陪她一起来参加第一次会谈。

在第一次会谈中，贝琳达详细描述了过去一年里她与躯体疼痛的斗争，以及随之而来的疲惫。重要的是，当她停顿时，斯图尔特迅速跳进来澄清，就好像担心一些重要的事情被遗漏了一样。在听了他们对贝琳达的身体问题的详细描述和对各种治疗方法的尝试后，我突然想到，到目前为止，他们还没有提到他们作为一对伴侣的问题，更不用说贝琳达在电话中谈论的性问题了。

此外，我突然产生了一种好像与他们的描述不一致的兴奋感，斯图尔特和贝琳达似乎也都有这种感觉，他们热切地描述着她过多的疼痛和疲劳，其对他们生活方式的影响，以及看很多医生和服用很多药物所带来的不便。由于注意到了这种奇怪的不一致，我打断了他们对她的医疗记录的似乎兴奋的讲述，并提醒他们贝琳达之前提到了对他们的性关系表示担忧。这时，与贝琳达在电话中传达的内容截然不同的是，斯图尔特试图向我保证，他完全理解贝琳达在性交时的疼痛是由于她的纤维肌痛，而他将继续对她保持耐心。在第一次会谈的剩余时间里，他们手牵着手，继续描述他们未来进一步的医学检查的计划。

这对前来寻求治疗的伴侣在强烈地暗示着他们一直有性问题。然而，在会谈中，他们似乎达成了共谋，以避免公开讨论他们生活的这个部分。相反，他们兴奋地关注着贝琳达的身体问题，这似乎暗示了他们的性兴奋被移置和投射到了躯体疼痛的心身表现上，以防御性亲密。这个案例进一步说明了伴侣是如何在牺牲亲密感的同时，无意识地达成共谋以避免对他们的关系的更深层的理解。此外，由于贝琳达的身体问题似乎代表了一种共同的心身防御，因此对我来说，继续耐心且得体地推动治疗进程尤其重要，这样我就能逐渐允许伴侣双方揭露他们避免性亲密背后的恐惧和压抑。

结论

在本章，我讨论了在维持伴侣治疗的内省焦点中常见的干扰。虽然对阻抗的管理和诠释是各种基于精神分析的治疗的核心，但伴侣治疗中的阻抗的特殊属性一直是本章的主题。然而，我不愿意使用"阻抗"一词，而更喜欢把它们描述为内省的敌人，以表示二元自我的独特特征，并勾勒出帮助伴侣双方理解他们的关系契约的无意识本质所必需的东西的轮廓。

伴侣治疗和个体治疗之间的一个核心差异是治疗师关注伴侣共同的情感和内化的客体关系，这有可能会增进伴侣关系或导致情绪失衡。在本章，我概述了各种可能发生的动力模式，所有这些模式都有可能破坏有效治疗所需的内省。此外，我还试图说明这些干扰是如何破坏治疗的技术层面，甚至激励治疗师采用支持性的或缓和的措施的，而这些措施可能会进一步削弱促进伴侣成长所必需的洞察力。

在最后一章，我将继续阐述精神分析取向伴侣治疗的各种技术，并思考伴侣治疗与个体治疗之间的重要技术差异。在对技术的讨论中，我将回到以下焦点，即维持自我表达和维持相互满足的亲密伴侣关系之间的最理想的平衡。

第 10 章

治疗中应该考虑到的因素

本章将借鉴与二元自我和本书论点最相关的想法来探讨伴侣治疗的诊断和治疗过程的核心特征。在写本书时，我一直强调伴侣共享空间的重要性。我称这个结构为二元自我，它是亨利·迪克斯的夫妻接合人格的延伸，但是我为它增加了一个重要特征。通过观察和治疗有问题的婚姻，迪克斯得出结论，通过投射性认同或一些人所说的精神内容的跨心理传递，两个个体将形成一段亲密且长期的伴侣关系，并将创造出一个不同于形成它的两个个体的人格的联合结构（Dicks，1993）。通过这些精神内容的传递，包括意识和无意识的需要、愿望、恐惧和防御，自我的一部分被投射到伴侣身上。

这种相互投射的过程，与接受了这种投射的伴侣一起，将形成双方自我的心理契合，并建立一个稳定的、相互满足的二元自我。从这个意义上讲，当伴侣变得不愿意或无法涵容投射时，关系中的冲突和不满可能就会随之而来。重要的是，二元自我与夫妻接合人格的区别在于，前者强调这个联合的存在必须持续支持伴侣双方的自我，以保持关系的稳定、爱和相互满足。在某种意义上，为了让伴侣双方持续体验到一段充满爱和满足的关系，二元自我必须作为双方的自体客体发挥作用（Kohut，1971，1977）。伴侣治疗的核心目标是帮助伴侣恢复他们的关系联结，使双方的自我在关系中得到更充分的支持和肯定。

我一直在强调，要成为并保持为一对充满爱的、对彼此满意的亲密伴侣，伴侣双方必须有保持二元自我和双方各自的自我之间的流动性的能力。以下是这个过程可能会出现问题的几种情况。第一种情况是当伴侣不能或不愿意再涵容投射时。在这种情况下，公开的冲突通常会出现，关系的现状也会被破坏。我在第 1 章和第 2 章呈现的夫妻马丁和珍妮特就是一个例子。第二种情况是当伴侣一方强行施加的投射被另一方体验为与自我不一致时。此时，后者可能会内化（被施加的投射）并呈现出被投射的样貌，即使其体验到这与他的核心自我是不一致的。在这种情况下，后者的自我最终可能会被压垮，就像电影《革命之路》中描绘的那样。第 8 章中阐述的占用和侵入现象可以很恰当地解释自我的崩溃。

第三种情况是当伴侣一方将早期发展过程中有毒的客体关系投射到对方身上时。此时，后者扮演着前者的投射性认同对象，同时使前者确认其对"坏"的认知。通常，前者驱逐坏客体的急迫性，以及其认知本身的僵化，与后者的自我是不相容的。通过积极地拒绝投射，后者以各种情感表现来矛盾地扮演被投射的对象，并成为与坏客体相似的客体。

需要强调的是，尽管我试图将二元自我和伴侣双方各自的自我之间的三种不平衡情况分离开来，但事实上在实际的治疗过程中，它们很难被分离，也不互相排斥。通常，在临床情境下，人们会看到这三种情况的混合体，它们的表现会在治疗的不同时期浮现和消退。

例如，一个成长在被母亲认为注定会成就一番事业的家庭中的男人娶了一个高度肯定他的能力和他在学术界的成就的女人。母亲一直支持儿子的学术能力，而父亲却非常挑剔，希望他在体育方面出类拔萃。在他们结婚的头几年里，妻子对追求自己的职业道路没有表现出特别的兴趣。她承担起传统的家庭主妇的角色，留在家里和孩子们待在一起，她感到很满足。她的母亲是一名家庭主妇，她的父亲是一名野心勃勃的成功商人，他鼓励自己的孩子取得好成绩，接受高等教育。父亲一直对她和她的兄弟姐妹们说，在成年生活中，他们应该追求让自己快乐的东西。

这个妻子非常认同母亲，她热切地接受了家庭主妇的角色，直到这对夫妻的两个孩子上中学。这时，她体验到一种逐渐浮现的无聊感，这促使她找了一份工作，这个工作是她在大学的时候就准备做的。此刻，她对自己的家庭主妇和仰慕丈夫的妻子的角色投入越来越少，随着自己事业的成功，她之前所压抑的对野心勃勃的父亲的认同浮出水面。当她放开对母亲的认同，同时放弃对丈夫所投射的溺爱的、可随时获得的和肯定的母亲形象时，关系中的不满开始出现了。随着她的事业占用了越来越多的时间，她开始让丈夫承担更多的家务，包括照顾孩子和准备饭菜。这时，丈夫开始觉得妻子是不尊重他的、缺乏爱的和排斥他的。

我们能够观察到，这对夫妻之间爆发冲突是因为他们的二元自我失去了平衡，不能再支持任何一方的自我。这个简短的案例说明了二元自我和自我之间重要的相互依存性和本质上的辩证关系。此外，在这个案例中，我们能够看到先前描述过的二元自我崩溃的所有三种变体的面向。首先，妻子不再愿意扮演丈夫那溺爱的和给予肯定的母亲，这破坏了他们关系的现状。其次，她对自己角色的变化感到矛盾，来自丈夫的压力，即要求她恢复最初的妻子和母亲的角色，可能会创造出费姆伯格（2005）所描述的占用－侵入范式。再次，在某种程度上，妻子仍然决心继续追求她的职业道路，同时强烈地坚持丈夫要放慢工作的脚步，以便在家里提供更多的帮助，此时，她已经认同了丈夫所投射的挑剔的父亲，即那个起初不赞成他对学术感兴趣的人。

虽然这个案例表明了，家庭生活的发展进程是伴侣之间爆发冲突的初始因素，但是还有许多因素可能会使二元自我失衡。通过鼓励内省和洞察，治疗师可以增加伴侣对所有动力考量的意识，最终为二元自我的重组创造条件，使其能够再次支持双方的自我。尽管重建的二元自我几乎总是与伴侣原初的无意识契约不同，但要想关系得到修复，二元自我必须以某种方式进行重组，以使其能够再次支持伴侣双方的个体需要。在下一节，我将概述评估和治疗过程的一些基本特征，使二元自我成为我们讨论的中心。

评估伴侣治疗的需要

决定治疗形式的因素

因为许多病人一开始接受的都是个体治疗，并且以亲密伴侣的关系问题为中心开始咨询，所以治疗师对二元自我的理解将有助于其做出最合适的治疗安排。与之相对的是，当个体要求预约伴侣治疗时，伴侣双方通常都已经一致同意关系本身将是治疗的重点。在大多数情况下，个体治疗后通常会跟随伴侣治疗，尽管有时治疗师会推荐联合治疗（因为治疗师开始更加了解伴侣及他们关系问题的性质）。

在为伴侣和那些出现明显的关系问题的个体病人提出适当的治疗建议时，我们将考虑三种治疗形式：个体治疗、伴侣治疗和联合治疗。我将讨论以下一些变量，包括当需要联合治疗时，与转介给其他治疗师相关的一些变量，或者什么样的情况适合同一位治疗师使用分阶段的联合治疗形式 —— 有时与伴侣一方工作，有时与伴侣双方工作。

病人因素

在确定对病人个体或伴侣最合适的治疗形式时，治疗师有许多问题需要考虑。首先，治疗师必须考虑病人个体或伴侣的偏好。例如，病人只为自己预约咨询，但她主要关注的是她的亲密伴侣关系，因此当治疗师建议进行伴侣治疗时，病人有时会出现并发症。一方面，病人可能会害怕与她的伴侣一起接受治疗，而更喜欢一种可以为宣泄和支持提供更大空间的治疗氛围。

这在那些已经感觉自己被伴侣侵入的病人中尤其常见。在这个时候开始伴侣治疗会使病人受到威胁，有进一步失去自我的可能。另一方面，病人可能会无意识地害怕联合治疗，因为这会带来一些风险，即另一方将会揭露病人在伴侣的困难中所扮演的角色，加剧病人的羞耻感或其他情感。另一种情况是，病人更喜欢个体治疗，因为这样可以防止自己在伴侣治疗中暴露令人羞耻的秘密。尽管最后一个因素在任何治疗过程中都可能是潜在的阻抗，但当治疗师推荐伴侣治疗时，它可能会成为一个阻碍。

尽管有时在伴侣治疗更合适的情况下，病人会开始进行个体治疗，但病人通常会通过治疗关系的支持面向得以好转。但有时，随着治疗师开始更多地理解病人的症状及其与伴侣关系之间的联系，治疗师会清楚地看到，病人可能无法在这段关系中维持这些改善，因为对方的投射会加重病人的症状。治疗师在评估阶段或早期治疗阶段甚至可能会识别出这样一种二元自我，即病人会通过否认自己的主动权来屈从于伴侣的愿望和投射。如果没有伴侣参与治疗，治疗师就很难确定伴侣的投射可能在多大程度上影响病人，并使其维持顺从的状态。

只要个体治疗的自由氛围鼓励一种更积极、更自信的立场，病人的自尊就会得到支持。由于坚固的工作联盟的作用，她会感觉自己得到了治疗师的重视和尊重。治疗师和病人甚至可以继续努力实现自我理解，因为治疗师支持病人在家里变得更自信。但当她回到她的伴侣身边或治疗结束后，她就不能成为她在与治疗师一起工作时努力成为的人了。正是在这些情况下，我们能够见证二元自我的向心性和弹性。即使治疗进展得很顺利，病人取得了相当大的成长，但是重返二元自我并与伴侣在一起，会侵蚀病人在治疗环境中的获益。

有人可能会说，如果个体治疗持续更长的时间，或者病人在接受伴侣投射的准备方面做出了足够"深刻"的改变，她最终可能会打破她和伴侣共同创造的角色。与此相反的观点是，如果她真的能做出这些改变，二元自我很可能就已经被瓦解了，而此时她的伴侣可能会发展出他自己的问题——可能是不满、愤怒或抑郁。尽管个体治疗有时对伴侣的问题是有帮助的，特别是当治疗中的病人能够在其伴侣身上实施互补性的修正时，但是这种稳定的解决方案很少出现在除伴侣治疗之外的治疗形式中。

重要的是，治疗师必须记住，缺席的伴侣一方越是需要排出有毒的客体关系（被正在接受治疗的伴侣一方所涵容），他们在不进行伴侣治疗的前提下较好地解决问题的可能性就越小。正是在这些情况下，与伴侣分居或离婚成为僵局的另一种解决方案；病人和治疗师都认为，如果没有治疗师的帮助，这两种情况都不会有好的结果。

尽管病人对治疗形式的偏好必须始终得到尊重，但选择一种治疗形式而不是另一种治疗形式可能代表着对治疗的阻抗。当治疗师认为一种特定的治疗形式可能会为病人带来最大的益处，但病人坚持另一种治疗形式时，治疗师探索这种偏好背后的担忧和恐惧是很重要的。治疗师评估病人关系中的问题是导致病人呈现出问题的重要因素，这种情况并不少见。但由于病人对伴侣咨询或治疗的反对，治疗师会在默许的同时继续与病人进行个体的支持性治疗。此外，随着抑郁和焦虑程度的减轻，病人可能会有所好转；此时，这为病人绕过伴侣治疗而继续进行个体治疗提供了一个合理的理由。

这里的问题在于治疗师对好转的定义及好转的标准。当然，客观上的症状的减轻定义了好转的一个标准。然而，假设病人已经与治疗师建立了稳固的工作联盟，病人通常会在治疗的早期阶段就开始感觉更好。对保险行业内的管理式医疗咨询来说，症状减轻是治疗成功的充分标准，一旦实现，审查人员通常会要求终止治疗。

然而，动力学取向的治疗师很清楚，如果没有足够的性格改变和 / 或基本生活的改变，有时也包括病人的亲密伴侣关系的改变，仅仅有症状上的改善是不够的。在缺乏更全面的改变的情况下，症状的改善往往是短暂的。出于这些原因，当治疗师面对的病人的症状与病人的亲密伴侣关系中的问题有关时，治疗师在做出对治疗的处理和建议时应该始终考虑二元自我。治疗师必须准备好解决任何可能因建议而出现的阻抗。①

个体治疗、伴侣治疗和联合治疗

通常，治疗师提出进行伴侣治疗的建议会对前来寻求个体治疗的病人构成威胁，特别是当它预示着病人与治疗师的支持性关系将会丧失时。在这些时候，将伴侣转介给其他实践伴侣治疗的治疗师进行伴侣治疗，而现在的治疗师继续与病人进行个体治疗是很有用的。假设病人接受了建议，而且伴侣治疗进行得相当顺利，并为伴侣双方提供了一个坚实的抱持性环境，那么病人有时会要求终止个体治疗。在其他情况下，病人可能会希望治疗师在伴侣治疗期间继续采用联合治疗。

当伴侣被转介给另一位伴侣治疗师，同时病人仍在接受个体治疗时，个体治疗通常会有助于帮助病人涵容在伴侣治疗中可能体验到的焦虑。同时进行的个体治疗也为病人提供了一个机会，以解决与伴侣的困难相关的个人议题。或者，个体治疗偶尔会成为微妙阻抗的堡垒，其中包含着病人本该被恰当地投入伴侣治疗的感受和体验。此时，伴侣治疗师和个体治疗师意识到这种可能性是重要的，当发现这种可能性时，治疗师应该提醒病人注意，以帮助重建一个更加切实可行的联合治疗的框架。

意识到联合治疗形式的频繁使用，以及在结合这些形式时可能出现的潜在并发症，格瑞拉（Graller）和他的同事们为伴侣治疗师和个体治疗师或分析师在使用联合治疗形式进行合作时提供了一个系统模型。他们的基本思想

---

① 译者注：本段所说的对治疗的处理和建议，均为治疗师对治疗形式、设置及框架的处理和建议。

是，个体治疗师或分析师，以及伴侣治疗师可能会卷入各种与他们各自的病人相关的反移情和不恰当的联盟，并且以与彼此一致或对立的方式，潜在地破坏其他治疗及相关治疗师。他们概述了在使用同时进行的治疗时一些可能的动力学考量，提出了一种治疗师可以实施的系统的协作方法，以削弱联合治疗可能产生的负面影响（Graller et al.，2001）。

他们的模型有这样一个特点，即他们意识到，同时进行个体治疗和伴侣治疗不仅有潜在的好处，而且伴侣一方或双方通常会需要同时进行分析或密集性治疗，以解决影响关系问题或其他心理内部的问题。这个模型提供了一个创造性的系统，它可能使治疗师对自己的偏见和与病人共谋的可能性保持觉察，因为以上两种情况都会阻碍个体和伴侣的成长。

尽管格瑞拉和他的同事们没有特别指出二元自我结构，但他们的模型表明了一个固有的意识，即所有参与联合治疗的治疗师都必须考虑伴侣关系的主体间特征，如果没有这点考量，治疗师（尤其是个体治疗师）会有很大的风险站在病人那一边，无意识地与病人形成共谋，认为问题出在病人的伴侣身上。因此，治疗师会忽略他的病人实际上在共同建构的伴侣关系系统的问题中所扮演的角色。正是在这些特定的时刻，因为病人、伴侣和治疗师之间存在无意识的竞争和反移情，伴侣治疗师和个体治疗师的工作可能会很容易地朝着相反的方向进行。

最后，当正在一起工作的个体治疗师和病人考虑治疗形式的改变时（个体治疗师转为伴侣治疗师），考虑可能出现的潜在并发症是重要的。在这种情况下，由于没有对其他治疗师的转介，因此就排除了治疗师之间进行合作的需要。通常，治疗师和病人甚至会在度过了评估阶段，并进入治疗阶段后才开始明白，伴侣关系是病人问题的基础。治疗师和病人往往会开始发现，二元自我是显著的构成病人问题的基础，或者由于经济原因、时间或其他实际情况的限制，治疗师和病人会确定伴侣治疗将是更快速的治疗形式，应该替代个体治疗。

不管治疗形式从个体治疗转变为伴侣治疗的原因是什么，治疗师有时都会忽略一些重要的考量。通常，当从个体治疗形式转变为伴侣治疗形式时 —— 尤其是当个体治疗师继续担任伴侣的治疗师时 —— 治疗师和病人可能会掩盖或共同忽视这种改变的重要性。这通常代表了病人和治疗师的共谋，一种对治疗关系丧失的共同的否认。人们经常会假设或合理化地认为，因为治疗师仍旧与病人有关联，所以即使治疗师现在的角色是伴侣治疗师，治疗师和病人的关系也会持续下去，不会丧失。然而，丧失确实存在，即治疗师和病人之间独一无二的联盟丧失了；加入第三个人代表着一种侵入，这将改变先前存在的治疗关系。

在改变治疗形式之前，治疗师应该仔细探索丧失对病人来说意味着什么。治疗师和病人经常低估的是，当病人的伴侣加入治疗时，治疗师先前已经了解和理解的病人将因为现在变成治疗焦点的二元自我而发生永久性的改变。

当二元自我成为治疗的焦点，并且病人个体和治疗师之间的关系因此而发生改变时，一些额外的影响将会产生。病人除了有机会修通治疗关系的丧失和治疗形式的改变以外，他们关于伴侣加入治疗的所有担忧也应该得到处理。忧虑的来源可能包括病人恐惧伴侣会被治疗师偏爱，或者治疗师最终会发现伴侣是对的而病人是错的。伴侣治疗的形式随后可能会面临一种风险，即病人的伴侣会争夺治疗师的喜爱。此外，当治疗师保持中立且不愿意偏袒病人时，病人可能会感到失望或愤怒。

最后，对新加入治疗情境中的人，即病人的伴侣来说，讨论治疗对他的影响很重要。通常，病人的伴侣相信他在进入治疗时是处于劣势的，而他的伴侣（原来的病人）已经得到了治疗师的特别青睐。此外，他可能会担心治疗师一开始就对他有偏见，因为原来的病人已经向治疗师提供了很多资料。这些情况可能会很容易地建立起一个范式，在这个范式中，后来者对其伴侣的任何批评都会过度敏感，有时对想象中的治疗师的批评也会很敏感，这二者都会阻碍沟通。后来者的高防御性可能代表着一种阻抗，促使其在面对冲突或治疗师的干预时准备逃离治疗。

当治疗形式从个体治疗转变为伴侣治疗时，对治疗师来说，在第一次联合治疗开始后，仔细探讨双方对一起参加治疗的感受及对治疗形式的改变的感受，是非常有意义的。我们可以预料到，伴侣一方或双方对治疗师的询问的反应将会是简洁的，有时会带有表面性的和否认的味道。预见到这种反应，治疗师就可以做好准备并对伴侣说，他想象，鉴于玛丽（或约翰）已经和治疗师做过个体治疗了，因此当他们作为伴侣来进行治疗时，他们一定会感到焦虑、奇怪或不安。假设并明确伴侣的明显不适的共情干预通常会使伴侣能够更坦率地讨论他们的真实感受。这将有助于双方克服从个体治疗过渡到伴侣治疗时产生的阻抗。

澄清、询问，甚至寻找机会将伴侣的反应与现在已经明确的发展性议题联系起来并加以诠释 —— 明确任何基于移情的恐惧，包括不被偏爱、被忽略、被厌恶、被取代，或者与伴侣竞争 —— 将对从个体治疗形式向伴侣治疗形式的过渡有所帮助，同时使分析模式保持稳定。通过解决伴侣双方的特定焦虑来关注这些与治疗形式的改变有关的关键变量，治疗师同时也在为实现与二元自我工作所必需的中立奠定基础。

治疗师因素

在本节，我将讨论一些变量，这些变量直接影响着治疗师的评估、对治疗形式的建议，并最终影响对存在亲密伴侣关系问题的病人的治疗的实施。我还将讨论精神分析师和动力学取向的治疗师在将伴侣治疗形式与个体治疗形式相调和时会遇到的一些障碍（Zeitner，2003）。

治疗师的偏见和受训经历

在理想情况下，我们希望心理健康专业人员可以通过足够的专业培训，充分了解所有或大多数疗法，以确保提供最佳的治疗形式和建议。但相反，我们发现，治疗师在很大程度上受到他们的学历教育、以前的培训和内在心理冲突的影响，包括个人偏见、无意识阻抗，以及治疗或分析理念，所有这些都会对治疗师如何做出临床决定，以及最终如何进行治疗产生影响。

例如，分析师或治疗师会带有偏见地认为，分析或密集的个体治疗是治疗的黄金标准，而对伴侣治疗的目标则不那么有追求，认为只需要指导和建议个体如何改善他们的关系就够了。直到今天，"婚姻咨询"这个词（而不是"治疗"）仍被外行、治疗师和分析师广泛使用，而且作为一种治疗形式，它通常被保险公司拒绝作为保险涵盖的一种福利。这二者都反映了（有时是赋予了）其二流的地位。我们的通用诊断系统——《精神障碍诊断与统计手册》（第四版）（*Diagnostic and Statistical Manual of Mental Disorders IV*）——将伴侣的问题定义为社会心理压力状态，并将其置于次要地位，这些问题在第四轴上通常被指定为"家庭关系问题"（APA，1994）。

此外，同时接受过良好的精神分析训练和伴侣治疗训练的治疗师也是不常见的。这往往使治疗师更难客观地评估不同的治疗形式对任何一个病人而言的利弊。接受个体治疗训练的治疗师更有可能通过聚焦于病人的情感、认知和行为，将病人呈现的根源于关系困难的问题概念化为个体的本我、自我或精神病理的临床表现，即使是在病人的伴侣被认为是病人问题的贡献者的情况下。如果缺乏对二元自我是个体自我感的功能性组织的鉴别，即使是受训于客体关系取向的治疗师，也会在充分理解发生的共同塑造过程及其对伴侣的关系问题和相关症状的影响方面受到限制。

因此，对许多治疗师和分析师来说（当然，对那些实践于生物学方向的医生也是一样），亲密伴侣关系中的问题会仅仅作为病人问题的一个贡献者而逐渐隐没，而不会被当作治疗的焦点。此时，治疗师通常会做出进行个体治疗的决定，并假设个体治疗将会揭露并最终解决病人问题的内在心理起源。通常在治疗的后期，治疗师和病人会共同决定应该开始伴侣治疗，以解决不能以个体治疗形式有效解决的关系问题。

治疗师对移情的强调

我经常观察到，那些强调个体治疗形式的治疗师 —— 尤其是那些将移情的工作看作治疗改变的最有效途径的治疗师 —— 不太可能推荐伴侣治疗，而是会推荐精神分析治疗或个体心理治疗。我的印象是，由于头脑中有着受过严格训练的个体治疗形式，分析师被教导倾听病人的联想并将其当作无意识的衍生物，观察和评估这些言语表达作为移情、病人的自我组织的水平、自体的一致性、性心理发展和客体关系质量的可能表现。

即使是当病人当前关系结构中的扰动清楚地显示出问题时，分析师依旧倾向于倾听，探索病人的发展史，并试图了解病人的早期生活经验，以揭示在病人当前的亲密关系中重复出现的问题。然后，分析师将努力向病人论证这些关系模板是如何在移情过程中表现出来的，其目标是修通这些关系模板，直到彻底解决问题。

然而，一个经常存在的问题是，处理移情是否真的能对亲密伴侣关系中的问题产生如此深远的影响。我们通常可以观察到，即使我们对移情处理得足够好，或者有其他有用的分析，但是，当病人回到原来的伴侣关系中时，问题通常不会消失，尽管分析可能引入了一些洞察并提高了自我力量，使病人实际上更能容忍这些问题。伴侣的主体间空间的独特性，包括伴侣双方对二元自我的贡献，通常具有持久的力量，以至于有问题的关系不会被分析工作改善，甚至可能在分析结束后恢复到原来的状态。

此外，如果没有先前分析师或治疗师提供的支持，与伴侣的关系问题有时会变得比以前更难以忍受，从而导致不满和伴侣冲突的死灰复燃。这一观察可以解释古尔曼和尼斯肯（Gurman & Kniskern，1978）的结论，即对于那些只接受个体治疗而不接受伴侣治疗的处在有问题的关系中的病人来说，他们的离婚率明显更高。联合治疗过程通过与二元自我进行工作为伴侣提供了共同改变的机会，如果伴侣没有参与联合治疗，没有得到其带来的好处，那么关系中的问题将更有可能持续或重现，即使病人有足够好的个体治疗体验。在个体治疗结束后，病人可能会领悟到，结束关系是唯一的自救途径。

当病人在治疗中体验到的安慰和释放源自离婚，而不是治疗本身时，人们可能会怀疑，个体治疗是否真的是成功的。治疗师是否将最终离婚或伴侣关系的终止视为治疗成功或失败的标准，取决于治疗师认为心理健康标准中最基本的原则是什么，是自我力量的表达，还是伴侣关系的持续。伴侣治疗着重强调支持伴侣双方的自我和二元自我，从伴侣治疗的视角来看，二者对治疗结果的评判标准而言是同等重要的。

当移情成为一种并发症

到目前为止，我们已经确定了，与伴侣治疗相比，针对亲密伴侣关系问题的个体治疗最明显的缺点在于，其关注点在与未在咨询中出现的伴侣一方有关的问题上。与此相关的一个并发症是，个体治疗引入了治疗师和病人之间的移情，但在某种程度上掩盖了病人与其伴侣的关系问题。所有心理治疗师都知道，驱动有效治疗过程的引擎是与治疗师的积极工作联盟，如果没有它，病人就不太可能因为治疗的功能而有所改善。但也正是由于积极的工作联盟，治疗的核心关系主题可能最终会以对治疗师移情的方式产生与伴侣关系类似的问题。尽管对一些病人来说，关注在治疗中复现了伴侣关系问题的移情范式可能是有用的，但考虑其潜在的副作用也是必要的。

治疗师必须记住，二元自我的问题从根本上说是一个移情问题 —— 尽管是伴侣之间的移情，在这种移情中，相互投射和内摄的过程出现了问题。另外，个体治疗可能会调动治疗师和病人之间的移情，这与伴侣的问题关联甚少，甚至可能完全无关。选择对治疗师和病人之间的移情进行工作，可能会有一些风险，即治疗师可能会错过存在于伴侣之间的更直接且更关键的移情，或者至少将对其的关注最小化。在这里，我建议治疗师至少应该给予伴侣之间的移情僵局同等的关注，有时甚至是更多的关注，而非完全或主要将关注点放在病人和治疗师之间的移情上，并假设对移情的修通将有效地帮助病人解决其关系问题。

伴侣的困难和三角关系问题

伴侣治疗旨在帮助伴侣双方解决他们的移情僵局，以实现一个更平衡的解决方案，并恢复二元自我支持伴侣双方自我的功能。当个体治疗先于伴侣治疗开始时，治疗师和病人会不可避免地（为伴侣治疗）引入一个额外的关系范式。这个关系范式将不可避免地扰乱伴侣的系统，因为治疗师和病人建立了一个积极的工作联盟，而病人的伴侣仍在外围。在建立工作联盟的过程中，未参与治疗的伴侣一方和治疗师有时会无意识地进行竞争，甚至形成对立的关系。

此时可能出现的是默里·鲍文（Murray Bowen）和他的家庭系统取向的同事们所描述的三角关系的变化所产生的复杂性（Bowen，1978；Bowen & Kerr，1988）。个体治疗师可能会成为在治疗中的伴侣一方的移情对象——一个存放所有渴求的容器，而缺席的伴侣一方则进一步成为否认、压抑和拒绝的角色。这种现象代表了客体的分裂，其中治疗师已经成为好客体，而缺席的伴侣一方成为坏客体。在一段时间内，这种三角关系的状态甚至可能使二元自我变得稳定，因为伴侣之间的冲突通过治疗师提供的支持而减少了。此外，这种状态可能会提供一种真正的心理成长的错觉。有时在治疗的后期，可能是在负性移情占据主导地位的时候，当病人意识到治疗师的关爱不可获得且不稳定时，或者当治疗结束，病人完全回到原初的二元自我时，冲突会再次出现。

治疗师对婚姻和伴侣关系的态度

尽管我不知道在现有的所有研究中，是否有研究讨论了治疗师或分析师对婚姻的态度是推荐病人进行什么形式的治疗的决定性因素，但我假设这些变量可能确实是有影响力的，甚至与治疗师实践某种治疗形式的能力、兴趣和意愿有关。此外，这些因素可能与治疗师是将自我力量的表达还是将关系的成功作为心理健康和治疗结果的标准的价值观有关。探索以下几个相关的维度是蛮有意思的：治疗师认为自己在多大程度上成功地实现并维持了亲密关系、治疗师是否离过婚、治疗师对关系的成功作为心理健康标准的态度，以及治疗师对家庭生活和离婚的看法。

此外，分析师或治疗师认为处理移情在多大程度上是实现内在心灵的自由和治愈的关键，以及治疗师是否认为病人未来在亲密关系领域的成功是良好的处理移情的结果，探究这些问题对这一领域的研究来说会是很有价值的扩展。像这样的多变量研究范式，将使我所假设的一些影响治疗师决策的无意识变量逐渐清晰起来，同时有助于完善古尔曼和尼斯肯（Gurman & Kniskern，1978）、格瑞拉等人（Graller et al.，2001），以及泽特纳（Zeitner，2003）在他们的著作中提到的考量。

治疗师对情感的耐受

尽管分析师和治疗师在个体治疗的情境中肯定会体验到病人强烈的情感，尤其是在出现情欲化移情和负性移情的时候，但许多分析师和治疗师在伴侣治疗的实践中不愿意容忍伴侣所带来的持续的强烈情感。这种不情愿有时可能与分析师或治疗师缺乏对伴侣之间的冲突从根本上讲是一种移情困境缺乏理解有关，而伴侣双方正在二元自我中体验着这种困境。此外，由于伴侣治疗师必须不断观察治疗中存在的多种移情，包括伴侣之间的移情，以及对治疗师的移情，因此相比于个体治疗，伴侣治疗中只会有更多需要处理的资料。

此外，伴侣治疗中的各种移情范式经常会充满攻击性，伴侣之间经常会流动着大量的相互指责、争论和谴责。因此，治疗师必须比进行个体治疗时更主动，帮助伴侣保持实现治疗目标所必需的自省。在情绪激烈的时候，治疗的目标永远都是帮助伴侣走向更持久的抑郁位，通过内省帮助他们获得更有效地管理他们的关系的工具。许多治疗师对这种水平的主动感到不舒服，他们更喜欢在一个有着更低情感强度的个体治疗形式中进行倾听和干预。当对伴侣治疗或联合治疗的需要变得明显时，许多个体治疗师和分析师会很乐意把病人转介给伴侣治疗师。

结论

在本节，我考虑了一些与病人个体和伴侣的诊断和评估过程相关的变量，这些病人个体和伴侣呈现出了与亲密伴侣关系相关的症状。我从病人因素和治疗师因素的视角讨论了这些问题，这两个因素都包含了分析取向的治疗师在决定治疗形式时可能会遇到的阻碍的潜在征兆。我已经讨论了这些决定是如何受到多种变量的影响的，包括病人和治疗师的阻抗和偏见、他们之间的无意识冲突，以及治疗师的个人偏好和不可避免的受训差异。

在下一节，我将讨论治疗过程的核心特征。我不会提供精神分析取向伴侣治疗的全面概述。相反，我将限制自己讨论那些贯穿本书的、与病人个体和伴侣工作的二元自我框架最相关的原则。我将关注治疗师在建立或重建伴侣之间的有意义的关系时所扮演的角色（在这种关系中，二元自我支持着伴侣双方的自我），同时建立这种关系的独特性和弹性，还有最重要的，它的亲密性。

治疗

建立治疗框架

在本节，我将从伴侣一方和治疗师的第一次电话联系开始，来描述一种反思治疗过程的方式。像个体治疗一样，评估－诊断阶段和治疗阶段之间并没有明显的界限。伴侣治疗事实上是从评估阶段开始的，治疗师和伴侣会共同努力，以建立对关系僵局的理解。在咨询的开始，治疗师会提出问题和其他干预措施，这将有助于构建一个关于自我需要的假设，而这些需要是没有得到关系的支持的。当建立了临时假设和会谈的协定后，我们可以说，治疗就进入了中期或工作阶段。

为了讨论的目的，我假设，在第一次电话联系时，伴侣双方已经共同决定进行联合治疗。通常，打电话预约的一方更担忧、更焦虑、更有动力前来寻求帮助。几乎在所有的情况下，这通电话都是在危机时刻出现的，伴侣的关系中存在着相当多的不满和不愉快，并且他们为改善关系所做的所有努力都失败了。离婚已经被看作解决这个问题的一种可能的方法，并且这种方法已经很普遍了。

因为我总是自己接听预约电话，所以我有机会与发起咨询的伴侣一方交谈。这为我创造了一个明显的有利条件，我可以通过电话开始评估过程，同时建立工作联盟。在本节，我提供了几个案例，展示了我在与伴侣一方通过电话交谈时如何形成对病人和 / 或伴侣的印象。

在安排第一次会谈时，我经常问来电者，他的伴侣对来接受治疗有何感受。尽管来电者的反应可能是谨慎的、表浅的，或者表现出其他防御姿态，但这通常会给我提供对二元自我阻抗的初步了解，有时也能让我看到促成电话预约的危机，甚至是预后。如果来电的伴侣一方回应，她的丈夫渴望前来接受治疗，但随后他们发现找到他们都能约见的会谈时间很困难，那么我会推断这对伴侣存在阻抗，这种阻抗几乎总是会对随后的治疗过程产生影响。如果来电者继续详细阐述其伴侣的问题或谁该对当前的问题负责，为我描绘出一幅她被伴侣的行为伤害的画面，那么我可能会假设这个正在和我通话的伴侣一方正在试图通过创造一个三角关系来争取我的支持，在这个三角关系中，我会与她结盟。有时，这预示着一种推卸责任，并且否认自己对伴侣关系中的问题负有责任的倾向。

评估阶段

当伴侣双方第一次来参加会谈时，他们之间及房间里往往会充斥着紧张的气氛，同时还会有一种由恐惧、希望、悲观，以及有时对治疗师的巨大期望混合而成的复杂情感。因为两个个体通常会有非常不同的治疗目标，所以，如果可能的话，我会在第一次会谈中，在建立治疗框架和工作空间的同时，探索他们对治疗的幻想和期望。

在第一次会谈中，我通常会同时接待伴侣双方，向他们介绍治疗，并尽量避免提供任何可能鼓励一方或另一方先说话的线索。有时，谁先描述现在的问题，谁就会对关系的控制、支配、情感的投入、治疗的动机、内心的渴望，以及许多其他因素产生影响。在第一次治疗开始时，我会叫他们的名字，询问他们的年龄、他们结婚或在一起多久了，以及他们有几个孩子。

如果是二婚家庭或重组家庭，我会询问一些关于新家庭单元、双方的孩子和以前的伴侣关系的细节。对于同性伴侣，我会问类似的问题，然后邀请他们就他们的伴侣关系所获得的支持进行一个简短的讨论，以展示我对同性伴侣关系的复杂性和各种不同的**同调**（attunement）①的理解。我不会查看登记簿上的信息，也从来不会在会谈期间做笔记。相反，我完全依赖我的记忆，同时，我会在我的脑海中构建一个对关系的二元自我和无意识结构的清晰叙事和指导性假设。然后，出于临床和相关法律的目的，我会把这些输入我的电脑。

在听伴侣的故事时，我会在心理上悬置自己，以建立一个对这两个人如何走到一起形成他们的伴侣关系的理解，我还会明确我的提问和其他干预，以阐明他们的二元自我的动力。为此，我会询问他们最初吸引彼此的品质，为什么他们在第一次见面后会选择继续见面，尤其是这段关系满足了他们什么样的自我需要，使得他们一直在一起。重要的是，我会探索他们双方是如何因为结婚或建立伴侣关系而发生改变的。

---

① 译者注：同调指的是，在以交谈的方式进行情感交流时，交流双方之间会形成（或没有形成）与客体相同的情感感受。在情感交流中，建立对客观事物一致性关系的过程需要交流的双方与同一客观事物的协调关系（不一定是一致，其受情感感知者的意图、目的等影响）。

在继续评估二元自我起初支持的是自我的哪些需要和哪些部分，以及伴侣关系曾经是如何提供了满足的可能性时，我会密切观察伴侣双方对彼此的反应，探究他们成长史的相关细节，包括他们的原生家庭、他们与父母及兄弟姐妹之间的关系、父母是否离婚，以及他们是否有发展性障碍和创伤——所有这些都是为了理解他们的二元自我最初建立的无意识协定。从这种理解中，我会提出关于二元自我的假设，以及它是为何及如何变得功能失调的。正是在这一基础上，治疗才得以开始。

就像在个体治疗中一样，我假设在最初的咨询中，与理解伴侣相关的发展性资料不会完全显现，但随着时间的推移，这些信息会逐渐展开，并成为整个治疗过程的主题。只要治疗师在分析－发展模型中进行思考和探索，包括对二元自我及其变体进行持续跟踪，这种情况就会发生。

发展工作联盟

与伴侣双方建立同等的中立且支持性的关系对伴侣治疗来说是必要的，但实际上这样的关系有时很难维持。当治疗师失去对伴侣双方必要的中立时，伴侣治疗将摇摇欲坠。因为会谈的大部分内容都是以伴侣双方对彼此的抱怨为中心的，所以治疗师经常会被拉到对与错、现实与虚幻的仲裁者或解释者的位置上。治疗师有时还会站在这样一个位置上，即建议和指导伴侣一方如何与另一方相处。对精神分析取向伴侣治疗来说，分析－探索空间是必要的，然而它有时会失效，而且这并不罕见，因为治疗师与伴侣一方形成了互补性认同，同时与另一方形成了一致性认同（Racker，1968）。

当治疗师能够一视同仁地倾听伴侣双方的观察、抱怨，以及伴随二元自我无法支持双方的自我而来的情感时，他就已经准备好做出关于和伴侣哪一方站在一边的无意识压力的抗争了。有了这种治疗姿态，关于对或错的隐性问题将失去其显著性，因为治疗师能够保持有效治疗过程所必要的中立。观察和倾听二元自我持续的动力运作（包括双方作为个体对满足的渴望），并理解这些需要是如何反映出被阻碍的发展性需要和愿望的，为治疗师按照所提出的模型进行治疗提供了一盏指路的明灯。帮助伴侣双方理解他们原初的二元自我是如何对满足他们的发展性渴望提供希望的，为伴侣关系潜在的修正奠定了基础，因为他们在关系中做出改变的弹性和空间增加了。

在开场的伴侣一方充分地描述了他们约见我的原因后，我会通过询问另一方对这个问题的看法来介入。如果另一方对前者对问题的描述进行反驳或含糊其辞，我会立即进行干预，以确定在不站在任何一方的立场上的情况下，倾听有多困难。我有时会补充一句，以解释以下观点：感知存在于旁观者眼中，如果他们在体验问题的方式上没有什么不同，那么他们从一开始就不会咨询我。然后，我会再次询问后者对问题的看法。从自我心理学的模型来看，我实际上是在解释一种防御性的联结模式，同时也是在为未来在治疗过程中及治疗结束后的交流建立结构和模型。

治疗师在与伴侣工作时的风格应该是积极的、友好的、主动的，但不是热情的或诙谐的。有时，伴侣双方一开始会表现出反思和内省，他们通过简单地阐明他们所处的情况的细节来开始初始访谈。但更常见的是，伴侣双方会表现出公开的愤怒和指责，或者机警和谨慎，来避免自己或对方的强烈情感。在任何一种情况下，治疗师通常都会遇到与个体治疗完全不同的情形，在个体治疗中，病人更容易反思其自我体验，无论是其自发的，还是在治疗师稍微鼓励的情况下产生的。尤其是在伴侣治疗的初始访谈上，或者在治疗的早期阶段，伴侣双方通常都会专注于对方令人反感的品质、问题行为，或者对对方的不满。

对于那些有着更明显的愤怒和指责的伴侣来说，治疗师通常需要更加积极地澄清他们的关系僵局的本质特征，并指出那些没有在关系中得到满足的需要。对接受个体治疗的病人来说，治疗师能够提出问题、提供澄清，甚至在早期就做出诠释，邀请病人提供更多的材料。然而，在联合治疗中，治疗师必须适应伴侣双方在信息和交流方面的流动的局限性，积极地参与到他们之中，以澄清他们在关系中的根本问题。最后，伴侣治疗师必须善于倾听伴侣双方的担忧和对对方的反应代表着一种被复现、渴望，或者恐惧和回避的客体关系脚本。通过这种工作方式，治疗师能够同时倾听并寻找为二元自我提供基础的发展性前因。

解决治疗动机

治疗师必须持续监控伴侣双方的关系，以发现在治疗过程中可能已经存在或之后会出现的不可避免的障碍和阻抗。由于前来咨询的伴侣双方对治疗的目的往往截然不同，所以治疗师仔细观察和倾听任何矛盾或其他可能代表治疗过程中的阻碍的线索是很重要的。尽管我总是要求伴侣双方明确表达他们对治疗结果的期望和目标，但口头表达的目标往往与实际的治疗动机会有很大的不同。这在有秘密瞒着伴侣的情况下尤其常见，尤其是那些既诱人又干扰治疗动机的婚外情。

在这种情况下，有婚外情的伴侣可能会同意接受治疗，但并非真的希望治疗师对关系进行工作，而是希望消除婚外情带来的的罪疚感或羞耻感。有时，治疗情境可能会被用来确认关系失败的状态，于是有婚外情的伴侣，甚至伴侣双方就能感觉到或说出他们已经采取了所有可以想象的方式来维持关系。此时，关系失败的责任可以更轻松地转移到治疗师或失败的治疗体验上，而罪疚感、羞耻感和个人的责任则会减轻。

因为婚外情往往代表着一种解决关系问题的尝试，尽管是一种失败的尝试，所以治疗师在治疗早期了解这些是很重要的。但同样重要的是要认识到，包括婚外情在内的秘密在治疗过程中可能永远不会公开呈现，但会在整个治疗期间持续存在，并充当一种潜在的阻抗，不可避免地破坏治疗成功和伴侣成长的可能性。如果婚外情最终在治疗过程中被披露或以其他方式被发现，那么治疗师就必须做好准备，来处理对伴侣双方而言的痛苦情形。对于被伤害的伴侣一方，治疗师应该准备好为其提供额外的个人访谈，以帮助其处理强烈的痛苦。通常，为伴侣另一方提供额外的访谈、探索婚外情的意义及其对婚姻或伴侣关系，以及对伴侣继续接受治疗的动机的影响，都是很有意义的。

尽管婚外情的动机可能有很多，但对治疗师来说，我们应该谨慎地对待这件事，将其作为一个对于伴侣治疗的进展而言很重要的阻碍来应对，这一点是十分重要的。最后，尽管有时在治疗过程的早期揭露婚外情是很有意义的，但我发现，除非伴侣双方之前就已经知道了婚外情，或者这就是他们来接受治疗的原因，否则婚外情是很少被揭露的。

简要的总结、建议和框架的设置

在一到三次会谈后，我会在治疗小节的末尾花几分钟时间简要总结我对伴侣关系问题的观察和当前的理解。这个部分有时在伴侣治疗中会被忽视，因为治疗师往往会假设伴侣双方也能够同等地分享和理解治疗师在评估阶段获得的动力学理解。不管伴侣表现得多么内省或精于世故，他们所怀有的愤怒、苛责和自以为是的愤慨，都会降低他们对关系僵局的动力学理解，无论治疗师在评估阶段对这一点有多么清楚。因为大多数伴侣在接受治疗时都有一个共同的信念，即他们被伴侣误解了，所以他们的首要目标是让自己被倾听，同时希望治疗师能维护自己。对伴侣双方来说，在治疗的开始阶段，真正理解并接受他们各自在创造他们的关系问题中所扮演的角色是极其罕见的。

我发现，当我从发展的角度对双方都有了暂时的理解后，特别是当这些信息包含了对二元自我的影响时，简要地总结我对伴侣的理解是很有用的。我通常会指出双方最初希望对方能满足的特定的自我需要，以及我认为这些需要是如何及为何在关系中受到阻碍的。由于对伴侣早期发展有影响的完整成长史尚未呈现，因此我还将指出那些我认为必须在治疗过程中得到更多理解的部分。

我会特别注意这一点，即以简单的方式和明确的措辞指出创伤、需要、愿望和挫折，如果可能的话，我会将这些与早期的发展性体验联系起来，明确伴侣双方因它们而产生的期望，即双方能涵容这些需要，并通过关系修复相关的创伤。我会注意对双方的贡献给予同等的关注和时间，仔细观察伴侣感觉被我理解、被我误解或感受到指责的迹象。

最后，我建议至少每周进行一次治疗，强调治疗的目标是加深对他们的关系动力的理解，使他们最终能够在伴侣关系的背景下更加理解他们自己和彼此。我会强调，治疗将为他们提供更多的自由，让他们在关系中做出重要且必要的改变。即使是那些精于世故、有充分的治疗动机的伴侣，对伴侣治疗的需要也依然存在误解，这都是很常见的。如果在咨询的过程中，我感觉到伴侣有任何对治疗过程的误解 —— 例如，期望我只是简单地指引或指导他们如何改善他们的关系 —— 我就会花相当多的时间来教育他们关于伴侣治疗的实际治疗过程。

我强调建立对自我和伴侣的自我的洞察的重要性，这对改变和成长来说是必要的，我还强调简要探索早期发展和无意识心理的重要性。我强调在治疗时间内坦诚沟通的重要性，其中必然包括当前的斗争、观察，甚至是双方可能对影响他们处境的发展性前因的内在思考。我试图非常明确地说明治疗的结构和过程，包括伴侣在治疗过程中的责任，以及我自己的责任。

当伴侣表明希望继续接受治疗，并且我们已经签订了一起工作的合约时，我会告诉他们，在两次治疗之间的间隔时间内，他们显然会继续和彼此发生关联，并对彼此产生影响。但因为他们现在已经把我引入他们的生活，并作为一个潜在的帮助和改变他们的中间人，所以他们将不可避免地对他们的关系更加用心。我通常会补充，虽然我不能准确地预测他们的互动会如何发生，但对他们来说，追踪他们在两次治疗的间隔时间内的互动并将他们的观察带回治疗中是很重要的，在治疗中我们将一起理解并处理它们。

读者会注意到，我花了相当多的时间来建立治疗框架，强调倾听、观察和内省，并明确伴侣双方在治疗过程中的角色和责任。由于一节咨询中的实际内容可能会很容易回归到混乱状态，尤其是当他们通过投射性认同的变迁进行沟通时，因此我试图建立一个严格的治疗框架，以帮助伴侣双方走向更一致的抑郁位功能，提高他们的共情能力及对彼此需要的关注度。

治疗中期

核心技术

在精心设置治疗框架的情况下，大多数伴侣会谈都会以轻松、生动的互动展开，很容易让治疗师参与进来。尽管在治疗早期，一些伴侣会自发地将发展性需要、愿望和创伤与伴侣关系的问题联系起来，但如果没有治疗师的积极干预，这种内省会很罕见。更典型的是，一个小时的内容都集中在对未被倾听和被理解的担忧，以及伴侣造成的伤害上，伴侣双方都在控诉不满、不幸福，以及许多其他的情感。正因如此，治疗师必须不断观察各种互动和联结，以便有机会加深对关系中未被满足的愿望、需要和期望的动力学理解，同时准备好提供将早期发展性体验与当前发生的事情联系起来的诠释。

为了实现这个目标，治疗师的倾听功能将在不同的时间采取不同的形式，然而，这一功能总是致力于理解二元自我，以及它是如何无法支持伴侣双方的需要的。对于在评估阶段还没有明确呈现出发展史的伴侣，治疗师可能需要积极地询问他们的家族史，因为它适用于此时此地在咨询中的互动。何时及如何干预，以加深对伴侣之间的斗争的洞察，是分析取向伴侣治疗的艺术和技术的一个重要考量。特别是与来自伴侣一方的刺激不成比例的互动，往往是对成长史先兆进行更直接的探索的指标。

在这个关键时刻，治疗师可能会询问伴侣双方的家庭关系和相关历史，或者在已知这些信息的情况下提供诠释。这对于减轻阻碍自省和对伴侣的共情的愤怒和指责来说，可能是一个特别有用的技术。当治疗师对双方都有了发展性的理解时，治疗师就能听到一种客体关系的回响，要么是对客体关系的渴望，要么是对客体关系的回避。将对伴侣表达的情感渴望和需要与曾经在原生家庭中的关系脚本联系起来，治疗师就能减轻伴侣实现这些渴望和需要的压力。

类似地，当治疗师观察到投射性认同在互动中起作用时，将相关的历史前因作为一种帮助伴侣接受内部客体关系脚本的方法是有用的，因为这些脚本正在影响伴侣之间的交互作用并干扰有效的沟通。当治疗师观察到伴侣一方在交流过程中表达愿望、批评或观察，并在现实层面唤起了伴侣另一方的强烈反应时（这种反应是前者所惧怕的），那么投射性认同对治疗师来说可能是显而易见的。此时，治疗师将对交互作用的相互塑造有更清晰的认识，在这种交互作用中，伴侣双方被卷入了一种包括挑衅和唤起在内的沟通模式。治疗师在这些转折点上通过帮助伴侣双方找回原初的客体关系（这种原初的客体关系早已被投射，并在对方身上找到了）并加以利用来缓和强烈的情感，通常是很有用的。

治疗师可能会首先指出，早期关系的类似版本似乎正在当前的互动中复现。这可能是很棘手的，因为治疗师必须确保指出双方对他们互动的贡献，避免一方感到被指责，而另一方感到被维护的潜在副作用。投射有毒的客体关系脚本的伴侣一方可以把治疗师的诠释体验为确认或同意，而另一方实际上则相当于前者的原初客体，而不仅仅是像原初客体。这可能会证实后者确实是有罪的，从而加剧前者的愤怒和双方的绝望。为了减少这种潜在问题，治疗师必须通过额外诠释后者在验证感知方面的角色，并指出其扭曲和夸张的部分，来说明双方对他们的困境的贡献。

例如，治疗师可能会说，最初有毒的关系已经被前者无意识地忍耐许久，可是对其来说这种关系依旧是痛苦的，但在某种程度上，他似乎要被迫在后者身上再次体验这种关系，以使自己确信这种关系是可以被安全地管理和掌控的。在此之后，治疗师可能会进行干预，通过指出后者相应的表现是在确认这种关系的存在，但对涵容它还存有疑虑，来指出后者（对双方的交互）的贡献。这就相当于指出了后者对投射的配价。随后，治疗师可能会指出导致伴侣对投射的配价的发展性因素，加深对伴侣涵容它的矛盾心理的理解。同样，这部分工作的技术与对二元自我是伴侣动力结构的核心的理解是一致的。

在这里，我必须提醒读者，为了正确地解释投射性认同，治疗师必须强调伴侣是一个联合的单元，在这个单元中，双方的心理内容不断地交互，并会被对方感受到。治疗师巧妙地以言语进行干预，指出在亲密的沟通中相互塑造的过程，将有助于减轻伴侣双方之间现存的张力和使用投射性认同作为首选的沟通模式的倾向。重要的是，为了让伴侣双方获得实质性的和持久的治疗效果，为了让双方都能收回各自有毒的客体，治疗师可能需要在治疗过程中多次指出这类沟通问题。

为差异性留存的空间

随着相互投射过程不断地被指出，伴侣双方将更多地意识到各自对对方满足自己的无意识渴望源自早期发展和过去的重要关系。为了了解他们的二元自我（它曾一度为伴侣满足他们的需要和愿望提供了希望），治疗师必须坚持诠释投射性认同，帮助伴侣理清他们互动的循环。这一过程为逐渐增加的差异性空间铺平了道路，因为伴侣双方都能更好地表达自己，更少受到彼此投射的污染，更少受到彼此急切的满足期望的阻碍。通过这种方式，伴侣双方的自我和他们的二元自我（未能支持伴侣双方的自我的二元自我）之间有了一次重新交涉的机会。

其他技术

本书一直强调的都是二元自我是一种通过无意识沟通形成的人际间心理结构。理解并对二元自我进行工作为我们提供了一个支点，指导我们进行动力学取向的伴侣治疗。通过反复对相关的发展性前因进行诠释，治疗师可以帮助伴侣更好地理解他们的二元自我是如何及为何不能继续支持他们双方的自我的。治疗的目的是恢复二元自我的基本功能，尽管其结构可能会发生改变。接下来，我将讨论与治疗技术相关的其他重要考量，所有这些都与我在本书中提出的模型一致。

同等的时间和空间

尽管通常来说，伴侣中总会有一方在治疗中开启话题，有时甚至会占据主导地位，但治疗师必须在一个小时内观察他们之间的互动和各自的贡献，以给予伴侣双方同等的时间和空间。当伴侣一方进行观察或抱怨时，治疗师通常应该转向另一方，邀请他做出回应和扩展。如果伴侣一方不停地讲话或被持续打断，那么对治疗师来说，立即指出这一点是很重要的。这有助于设置咨询的界限并维持其结构，同时建立起有效沟通的模型。

有时，治疗师可以采取心理教育的方法来指导伴侣如何在不打断对方的情况下进行倾听，甚至是积极的倾听，包括以共情的态度在沟通中理解彼此的立场（Gordon，1970，1974；Rogers，1961）。这为增加双方在关系中的空间提供了一种额外的方法。指导 – 教育的方法绝不应该取代治疗的探索性维度。相反，当治疗师观察到伴侣之间的互动很容易陷入一种导致争论的方式时，这些方法可能最有用。显然，治疗师必须轻松地保持在抑郁位，同时为处在偏执 – 分裂位的互动提供情绪平衡。

移情和反移情的维度

二元自我的结构是建立在移情和反移情的理论结构，以及投射性认同理论的基础上的。与亲密伴侣在一起，一定会发生有意识交流和无意识交流，而随着时间的推移，通过反复的投射和内摄循环，伴侣间会形成一个相对稳固的二元自我，同样的人际间机制还包括移情和反移情。在伴侣治疗中，治疗师总是要监测并指出伴侣对彼此的移情和反移情，以帮助双方理解他们对对方的感知和期望是如何至少部分地源自他们的发展性体验的。

此外，伴侣可能会将关系脚本投射到治疗师身上，创造移情，并促使治疗师产生反移情的感觉和反应。当上述情况被治疗师观察到并理解时，（伴侣的）这些内在体验可以被用来更好地理解伴侣之间的互动，并被治疗师有效地解释给他们。同样重要的是，治疗师可能会体验到对伴侣一方或伴侣双方的移情。后者可能代表了治疗师自己的内在伴侣的残余、他的父母关系的变体，或者他过去或现在的伴侣关系。当意识到这些投射及其影响时，治疗师将在某种程度上与伴侣同频，这使治疗师在与伴侣工作时有更大的可能性做出有效的干预（Scharff & Scharff，1991）。此时，治疗师对自己的内在心理的认识将使其保持必要的中立和等距，以帮助伴侣双方走向更多的心理成长和关系的改善。

当咨询师迷失方向

在本书中，我强调了在动力学取向伴侣治疗的实际工作中必须考量的因素的多样性。这些因素中的大部分也都适用于个体治疗和精神分析。然而，我们也可以确定，在伴侣治疗中有更多的移情存在，因此可能的移情和反移情诠释的范围也更加广阔，可能也更加复杂。由于这些原因，治疗师必须在治疗的任何时刻都保持特别的机警和灵活，同时时刻询问自己，哪种类型的干预可能会产生最佳的改变效果。

例如，当涉及投射性认同的愤怒爆发时，治疗师是否应该使用原生家庭作为参照点，指出明显的愤怒是对母亲失望的投射？或者他是否应该将病人对伴侣表达的愤怒看作对治疗师抱持能力的失望的移情性移置？因为伴侣治疗中可能存在着更多的移情组合，所以治疗师需要观察更多维度。当治疗师被大量的刺激及如何恰当地进行干预的不确定性淹没时，一个常见的反移情反应是防御性地回避，躲到理智化的个体心理模型中，例如，治疗师开始考虑伴侣的临床诊断，或者需要药物治疗的可能性。

对有时发现自己在不确定性的海洋中迷失的治疗师来说，关注伴侣之间的亲近感和距离感的极性是其方向和潜在的解决之道（Shoulberg，1981）。在这里，我援引了家庭系统和依恋模型的理论，它们固有的假设是，所有前来接受治疗的伴侣（大概除了那些想要逃离关系的伴侣），都在试图通过建立或恢复最佳的亲近感和最佳的距离感之间的平衡来使他们的关系更稳固。当治疗师报告他们的咨询中情绪张力的程度很高，并且他对如何理解（伴侣的）互动及如何进行干预感到不确定和焦虑时，我通常会建议他们回到倾听的位置，同时指出伴侣对亲近和保持距离的无意识渴望。当伴侣处于强烈的负面情感中时，他们就会意识到自己潜在的对亲近的渴望，而不管那个时刻发生的动力有多复杂。之后，情感的强度会有所减弱，这时治疗师就能重新获得治疗所需的稳定，并找到方式回到他那更像治疗师的倾听和干预的样子。

性：背景还是前景

在本章的末尾才提到性，并不意味着它对伴侣或伴侣治疗来说是不重要的。事实上，无论性关系是好是坏，无论它在治疗过程中是否被特别关注，它都是亲密伴侣关系的核心。对任何一对伴侣来说，性在他们的关系中所占据的空间都是大不相同的。对一些伴侣来说，即使他们面对着永无止境的人际冲突，他们最佳的性关系功能也会被保存下来。对这些伴侣来说，性的功能实际上可能与他们的不幸福是相互矛盾的，他们有时会保持足够的亲密来维持一段脆弱的关系。对其他伴侣来说，性功能障碍或性生活频率不足可能是他们的关系中存在的问题的一个标志，甚至是一种象征。

在以牺牲伴侣关系为代价来努力维持自我意识的关系中，伴侣的性关系通常都会受到不利影响，有时还会成为治疗的中心特征。在这种伴侣关系中，通常是那个为关系妥协自我的伴侣一方会远离性亲密。有时，另一方会持续地施加压力，以要求更多的性，同时对伴侣的性反应的不足感到愤怒和挫败。

同样，性在伴侣关系动力的重要程度上也有相当大的差异。有些伴侣起初以性问题作为治疗的焦点，包括勃起障碍、性交困难或性欲障碍，但他们的根本问题源自是维护自我还是维持至关重要的二元自我的关系动力。这些伴侣可能会极力否认任何关系问题或不满。治疗师的出发点是帮助伴侣扩展他们理解的焦点，这样他们就可以认识并解决他们的性问题背后的关系问题。当这些冲突的部分被揭示并得到更充分的解决时，治疗师可能需要将性治疗领域的治疗师制定的行为策略纳入治疗过程（Kaplan，1974；LoPiccolo & LoPiccolo，1978；Masters & Johnson，1966）。

伴侣治疗中的梦

很少有伴侣在开始接受治疗时表现出持续稳定的抑郁状态，相反，他们都沉浸在愤怒、痛苦、指责和吹毛求疵中。因此，伴侣很少会认为他们的梦与伴侣治疗有关。伴侣治疗中的梦具有很重要的临床意义。治疗师在治疗过程的早期确定梦的使用和重要性，通常是很有意义的。或者，如果梦的使用没有在治疗早期确定，但梦是由伴侣一方自发提供的，那么治疗师可以在这个时候澄清梦的用途。我发现这是通过鼓励内省和观察一方的心理过程来构建治疗过程的另一种方法。

在思考伴侣之间出现的问题时，我一直强调投射性认同和二元自我的组织结构，当我治疗的伴侣报告他们的梦时，我会告诉他们我总是会邀请他们表达他们的感觉和联想。以这种方式谈论梦可以暗示伴侣，他们之间的无意识交流存在于他们关系的各个方面，甚至弥漫在他们的梦中。于是，当伴侣和治疗师共同进行分析时，梦就成了另一种形式的伴侣共享空间，这对理解他们的伴侣关系的无意识结构，包括需要、愿望、失望和发展性前因，具有重要意义。

结论

在结束本章时，我充分地意识到，我对精神分析伴侣治疗这一复杂领域的探索仅仅是沧海一粟。我试图通过聚焦于无意识交流、投射性认同，以及它们在形成二元自我这一亲密伴侣的主体间空间和私人空间上的重要角色，将我对技术的讨论限定在我对伴侣的理解上。于是，我发现，我发展并试图教导我的学生关注二元自我的技术，为伴侣关系的基础结构做出真正且持久的改变提供了最大的可能性。

尽管在心理治疗和精神分析领域可能有用的干预和技术的范围是非常广

阔的，但我试图以一种易读的形式来表达我的观点，其中包括许多案例研究，以证明伴侣的无意识动力组织的中心地位。我将我的治疗性改变的路线图限制在最贴切的概念上，即作为亲密伴侣组织结构的二元自我。

后记：治疗师的内在自我

在撰写后记时，我充分地认识到，我正试图处理心理治疗领域中的一些尚未被充分理解的变量，它们可能对个体、伴侣、家庭和团体的心理治疗结果有重要影响。历年来的许多研究已经开始指出病人和治疗师变量的复杂性，包括个人风格、个性特征、洞察力、概念建构的能力、共情和其他许多变量，它们与心理治疗的过程和结果有关（Lambert，2004）。

但很遗憾，据我所知，这些研究结果并没有普遍应用于对那些申请接受复杂的心理健康和心理治疗专业培训的个体的选拔上。相反，人们假设精神分析受训者所需的个体治疗或分析将有助于解决成为一名有胜任力的治疗师的心理障碍，同时改善病人的预后。我不会尝试对这些问题进行全面的讨论或辩论，也不会回顾文献。相反，我将简要地讨论一些治疗师的品质和治疗过程的特征，我发现这对那些从事心理治疗并与伴侣一起工作的治疗师很重要。

首先，因为大多数伴侣在接受治疗时都是带着愤怒、绝望和对伴侣关系的无望感的，所以随之而来的深深的挫败感和羞耻感很容易被治疗师忽视。重要的是，治疗师能够轻松地与伴侣双方建立关系，同时仔细地关注潜在的羞耻感和随之而来的对蒙羞的恐惧，这对维持一个有效的抱持性环境而言是最重要的。以对话的、随和的方式与双方共情，同时保持对双方的被理解的需要的意识，并不是一项容易的工作，因为强烈的情感中经常包含投射性认同。正如本书所强调的，伴侣治疗师需要在双方之间灵活地移动，同时始终对伴侣关系中的相互塑造过程保有意识，因为正是这个过程塑造了二元自我——这一存在最终将成为治疗的焦点。

与此同时，治疗师在咨询中的情感强烈的时刻保持悬浮注意，同时持续倾听伴侣关系曾提供的原初希望（对在早期养育者那里失去的机会得到补偿的愿望，但讽刺的是，个体在当下再一次受到了挫败）的回响的能力，为治疗师提供了一张认知地图，即如何在维持必要的中立的同时倾听伴侣。治疗师的言语干预必须伴随着对伴侣的中立和等距、精心磨炼的共情能力、对心理和关系的坚实的理论上的理解，以及激发希望和自我理解的能力。

同样，比治疗师的实际语言更重要的是他无意识地传达给伴侣的东西。正如投射性认同是与亲密伴侣的无意识沟通的核心一样，它同样是治疗师和病人之间的基本沟通模式。对这些变量的关注将帮助伴侣治疗师同等地启发伴侣双方的内心世界，以及他们对彼此的被挫败的渴望和期望的影响。

我希望能够以一种与读者的实践风格相结合的方式来传达我对与伴侣一起工作的特别的思考。前面的内容包含了我一生的思考、学习、实践和个人经验。尽管在非常复杂的心理治疗领域，没有什么可以替代扎实的学术培训和称职的督导，但生活体验仍旧是我们最好的老师和我们最重要的实验室，在那里，我们关于人际关系的系统和理论的思想能够并且应该永远能经得起考验。这是经验论最佳的样子。

最后，在我人生的实验室里，我最重要的老师是陪伴了我近40年的妻子。正是在我与她的关系中，我才真正理解了二元自我的变革性。我确信我可以有把握地说，这对她来说也是一样的。通过她对我矢志不渝的爱、热情、耐心和奉献，以及她对我们的孩子、我的家族和现在我们的孙辈的奉献，我成长为一个人、一个男人、一个家长、一个心理学家、一个精神分析学家，以及一个伴侣和家庭治疗师。这是我最有收获且最充实的体验，在这个充满人性、爱、耐心和亲密的实验室里，我可以实践我的想法，虽然这里有时会有磕磕绊绊，但幸运的是，我通常都能应付自如。

现在，我将结束讨论，向我所有的病人个体、伴侣，以及家庭表示真诚的感谢，感谢我从他们身上学到的一切，并希望在我们一起工作时继续向他们学习。对于他们及我的妻子与家人，我也将继续为他们提供在我所了解的、与他们各自相关的范围内我所能提供的最好的东西。因为和他们每个人在一起时，我都是不同的人。这是主体间性、私人空间的本质，也是二元自我的根本特性。

致　谢

　　我由衷地感谢对本书的出版做出贡献的所有人。首先，我非常感谢劳特利奇出版社的出版人乔治·齐默（George Zimmar）博士，他给了我机会并鼓励我把我的观点写下来。我希望对每个花时间阅读本书的人来说，它都是有价值的。其次，我要感谢我的编辑安娜·穆尔（Anna Moore），她对我有时琐碎的问题及迫切的担忧的支持和及时的回应帮助我的写作向前推进，也给了我完成它的安全感。此外，她温柔的鼓励和催稿让我得以在繁忙的生活和工作的同时完成我的计划。再次，我得感谢特里·凯利（Terri Kelly），她为我提供了计算机制图方面的专业知识，使我完成了第 6 章中对二元自我的描述示意图。同样，我也必须对近 15 年来一直做我的助理和办公室经理的谢丽尔·巴特什（Cheryl Bartshe）表示感谢，她在我坚持写作和修改的期间，向我提出了充满智慧的建议、编辑意见和评论。没有她的坚持不懈，我根本不可能完成本书。

　　我要感谢这些年来我所有的老师和督导师，正是因为他们，我才能吸收这些知识和智慧。首先，我非常感激迈克尔·哈蒂（Michael Harty）博士，我的老朋友和精神分析领域的同事，他阅读了我的手稿，并本着学术精神进行了敏锐的观察与批评。我还要感谢我的督导师，多年来他们有时对我提出疑问，有时与我争论，但一直都在支持我。当我在梅宁格基金会（Menninger

Foundation）接受婚姻和家庭治疗博士后的培训时，是唐·舒尔伯格（Don Shoulberg）博士向我介绍了家庭系统论。当我努力将这种思维方式整合进我首选的精神分析框架时，唐愿意容忍我有时强迫性的逼问，这对我作为一名临床医生的发展产生了持久且积极的影响。当我告诉他，是他出色的教学激励了我进入托皮卡精神分析研究所（Topeka Institute for Psychoanalysis）接受精神分析培训时，他和我都能笑着面对这个讽刺。他将我的决定归因于实现了"自我分化"，这是唐作为一名优秀的老师和睿智的督导师的共情的标志。

在我努力成为一名精神分析师的过程中，托皮卡和精神分析世界为我提供了高强度的训练和接触世界上的一些最优秀的心理学思想的机会。毕业后，我有了不同的督导师，我继续发展了我自己对伴侣和他们之间的斗争，以及如何最好地帮助他们的思考。正是以上所有这些不同的声音，为我提供了撰写本书的灵感。

我与大卫·萨夫博士的关系对我有着不可估量的重要价值和启发性。我们在美国精神分析协会的会议上合作创立了一个关于精神分析家庭治疗的年度讨论小组，这帮助我增进了对伴侣和家庭的想法。此外，他对我撰写本书的鼓励，以及在我与出版公司的谈判中对我的支持，我将永远感激。

最后，我要感谢我亲爱的妻子简（Jane）、我的孩子尼科尔（Nicolle）和亚伦（Aaron）、我的女婿凯文（Kevin），以及我的孙子和孙女，泰勒（Taylor）和希尔拉（Sierra）。从任何意义上讲，他们都是我的家人，为我提供了关于什么是联结的真实且鲜活的例子。简在我写作的过程中为我提供了支持，为了增强我对二元自我这个支持自我运作的本质特征的理解，她牺牲了与我共处的时间，甚至牺牲了假期。我想，这应该是关于爱、奉献和肯定的最好的例子。

参考文献

Ackerman, N. (1958). *The psychodynamics of family life: Diagnosis and treatment of family relationships.* New York, NY: Basic Books.

Ainsworth, M., Blehar, M., Waters, E., & Wall, S. (1978). *Patterns of attachment: A psychological study of the strange situation.* Hillsdale, NJ: Lawrence Erlbaum Associates, Inc.

American Psychiatric Association. (1994). *Diagnostic and statistical manual of mental disorders* (4th ed.). Washington, DC: Author.

Bartels, A., & Zeki, S. (2000). The neural basis of romantic love. *Neuroreport, 11,* 3829–3834.

Bollas, C. (1987). *The shadow of the object: Psychoanalysis of the unthought known.* New York, NY: Columbia University Press.

Bowen, M. (1978). *Family therapy in clinical practice.* New York, NY: Jason Aronson, Inc.

Bowlby, J. (1958). The nature of the child's tie to his mother. *International Journal of Psychoanalysis, 39,* 350–373.

Bowlby, J. (1969). *Attachment, Vol. I: Attachment and loss.* London, England: Hogarth Press.

Bowlby, J. (1980). *Attachment and loss: Vol. 3: Loss, sadness, and depression.* New York, NY: Basic Books.

Bowlby, J. (1982). *Attachment and loss: Vol. 1: Attachment* (2nd ed.). New York, NY: Basic Books. (Original work published in 1969.)

Brooks, J. L., Crowe, C., Mark, L., & Sakai, R. (Producers), and Crowe, C. (Director). (1996). *Jerry Maguire* [Motion picture]. United States: Gracie Films and TriStar Pictures.

Chasseguet-Smirgel, J. (1985). *The ego ideal: A psychoanalytic essay on the malady of the ideal.* New York, NY: W.W. Norton and Company.

Clulow, C. (Ed.). (2001). *Adult attachment and couple psychotherapy: The "secure base" in practice and research.* New York, NY: Brunner–Routledge.

Collins, N. L., Guichard, A. C., Ford, M. B., & Feeney, B. C. (2006). Responding to need in intimate relationships: Normative processes and individual differences. In M. Mikulincer & G. S. Goodman (Eds.), *Dynamics of romantic love: Attachment, caregiving, and sex.* New York, NY: Guilford Press.

Crowell, J., & Treboux, D. (2001). Attachment security in adult partnerships. In C. Clulow (Ed.), *Adult attachment and couple psychotherapy: The "secure base" in practice and research.* New York, NY: Brunner–Routledge.

Dicks, H. (1993). *Marital tensions: Clinical studies toward a psychological theory of interaction.* London, England: Karnac Books. (Original work published in 1967.)

Eagle, M. (1984). *Recent developments in psychoanalysis: A critical evaluation.* New York, NY: McGraw–Hill.

Edwards, J., & Booth, A. (1994). Sexuality, marriage, and well-being: The middle years. In A. Rossi (Ed.), *Sexuality across the life course.* Chicago, IL: University of Chicago Press.

Faimberg, H. (2005). *The telescoping of generations: Listening to the narcissistic links between generations.* London, England: Routledge–Taylor & Francis Group.

Fairbairn, W. R. D. (1944). Endopsychic structure considered in terms of object-relationships. *International Journal of Psychoanalysis, 25,* 70–93.

Fernaine, H. (Producer), & Mendes, S. (Director). (2008). *Revolutionary road* [Motion picture]. United States: Dreamworks.

Fisher, H. (2004). *Why we love: The nature and chemistry of romantic love.* New York, NY: Henry Holt & Company.

Fisher, H., Aron, A., & Brown, L. (2005). Romantic love: An fMRI study of a neural mechanism for mate choice. *Journal of Comparative Neurology, 493,* 58–62.

Fisher, H., Aron, A., & Brown, L. (2006). Romantic love: A mammalian brain system for mate choice. *Philosophical Transactions of the Royal Society, B, 361,* 2173–2186.

Fisher, J., & Crandell, L. (2001). Patterns of relating in the couple. In C. Clulow (Ed.), *Adult attachment and couple psychotherapy: The "secure base" in practice and research.* New York, NY: Brunner–Routledge.

Freud, S. (1898). Sexuality in the etiology of the neuroses. *Standard edition of the complete psychological works of Sigmund Freud* (Vol. 3).

Freud, S. (1905). Three essays on the theory of sexuality. *Standard edition of the complete psychological works of Sigmund Freud* (Vol. 7).

Gordon, T. (1970). *Parent effectiveness training: The tested new way to raise responsible children.* New York, NY: Three Rivers Press.

Gordon, T. (1974). *Teacher effectiveness training: The program proven to help teachers bring out the best in students of all ages.* New York, NY: Three Rivers Press.

Graller, J., Nielsen, A., Garber, B., Davison, L., Gable, L., & Seidenberg, H. (2001). Concurrent therapies: A model for collaboration between psychoanalysts and other therapists. *Journal of the American Psychoanalytic Association, 49,* 587–606.

Gray, J. (1995). *Mars and Venus in the bedroom: A guide to lasting romance and passion.* New York, NY: HarperTorch: Harper Collins Publishers.

Greenberg, J., & Mitchell, S. (1983). *Object relations in psychoanalytic theory.* Cambridge, MA: Harvard University Press.

Gurman, A., & Kniskern, D. (1978). Research on marital and family therapy: Progress, perspective, and prospect. In S. L. Garfield & A. E. Bergin (Eds.), *Handbook of psychotherapy and behavior change* (2nd ed., pp. 817–902). New York, NY: John Wiley & Sons, Inc.

Haley, J. (1980). *Leaving home: The therapy of disturbed young people.* New York, NY: McGraw–Hill.

Hazan, C., Campa, M., & Gur-Yaish, N. (2006). What is adult attachment? In M. Mikulincer & G. S. Goodman (Eds.), *Dynamics of romantic love: Attachment, caregiving, and sex.* New York, NY: Guilford Press.

Jung, C. G. (1968). *Analytical psychology: Its theory and practice.* New York, NY: Random House, Inc.

Kandel, E. (2005). *Psychiatry, psychoanalysis, and the new biology of mind.* Washington, DC: American Psychiatric Publishing, Inc.

Kaplan, H. (1974). *The new sex therapy: Active treatment of sexual dysfunctions.* New York, NY: Brunner–Mazel.

Kernberg, O. (1995). *Love relations: Normality and pathology.* New Haven, CT: Yale University

Press.

Kerr, M., & Bowen, M. (1988). *Family evaluation.* Markham, Ontario: Penguin Books.

Kinsey, A. (1948). *Sexual behavior in the human male.* Philadelphia, PA: Saunders.

Kinsey, A. (1953). *Sexual behavior in the human female.* Philadelphia, PA: Saunders.

Klein, M. (1945). The Oedipus complex in the light of early anxieties. In *Love, guilt, and reparation & other works, 1921–1945* (pp. 377–419). London, England: Hogarth Press.

Klein, M. (1952). Some theoretical conclusions regarding the emotional life of the infant. In Money-Kyrle, Joseph, O'Shaughnessy & Segal (Eds.), *Envy and gratitude and other works. 1946–1963* (chap. 6). London: Karnac Books.

Klein, M. (1964). *Contributions to psycho-analysis 1921–1945.* New York, NY: McGraw–Hill.

Kohut, H. (1959). Introspection, empathy, and psychoanalysis. *Journal of the American Psychoanalytic Association, 7,* 459–483.

Kohut, H. (1971). *The analysis of the self.* New York, NY: International Universities Press.

Kohut, H. (1977). *The restoration of the self.* New York, NY: International Universities Press.

Kuhn, T. (1962). *The structure of scientific revolutions.* Chicago, IL: University of Chicago Press.

Lambert, M. (Ed.) (2004). *Bergin and Garfield's handbook of psychotherapy and behavior change.* New York, NY: John Wiley & Sons, Inc. (Original work published in 1971.)

LoPiccolo, J., & LoPiccolo, L. (1978). *Handbook of sex therapy (perspectives in sexuality).* New York, NY: Plenum.

Main, M., Kaplan, N., & Cassidy, J. (1985). Security in infancy, childhood, and adulthood: A move to the level of representation. In I. Bretherton & E. Waters (Eds.), *Growing points of attachment theory and research (Monographs of the Society for Research in child development* (pp. 66–104). Chicago, IL: University of Chicago Press.

Masters, W., & Johnson, V. (1966). *Human sexual response.* Boston, MA: Little and Brown.

Merriam–Webster's collegiate dictionary (10th ed). (1993). Philippines: Merriam-Webster, Inc.

Mikulincer, M. (2006). Attachment, caregiving, and sex within romantic relationships: A behavioral systems perspective. In M. Mikulincer & G. S. Goodman (Eds.), *Dynamics of romantic love: Attachment, caregiving, and sex.* New York, NY: Guilford Press.

New lexicon Webster's dictionary of the English language. 1989. New York, NY: Lexicon Publications, Inc.

Nyborg, H. (1994). *Hormones, sex, and society: The Science of Physicology (human evolution, behavior, and intelligence).* Westport, CT: Praeger.

Ogden, T. (1989). *The primitive edge of experience.* Northvale, NJ: Jason Aronson, Inc.

Ogden, T. (1994). *Subjects of analysis.* Northvale, NJ: Jason Aronson, Inc.

Perkel, A. (2001). Psychological mating: The compulsion to compensation. *Psycho-analytic Psychotherapy in South Africa, 9*(1), 46–58.

Perkel, A. (2007). Fusion, diffusion, de-fusion, confusion: Exploring the anatomy of the couple psyche. In M. Ludlam & V. Nyberg (Eds.), *Couple attachments: Theoretical and clinical studies* (pp. 43–62). London, England: Karnac Books.

Pfaus, J., & Scepkowski, M. (2005). The biologic basis for libido. *Current Sexual Health Reports, 2,* 95–100.

Racker, H. (1968). *Transference and countertransference.* New York, NY: International Universities Press.

Riviére, E. P. (1971). *Del psicoanálisis a la psicología social.* Buenos Aires, Argentina: Galerna.

Rogers, C. (1961). *On becoming a person: A therapist's view of psychotherapy.* New York, NY: Houghton Mifflin Co.

Scharff, D. (1998). *The sexual relationship: An object relations view of sex and the family.* Northvale, NJ: Jason Aronson, Inc.

Scharff, D., & Scharff, J. (1991). *Object relations couple therapy.* Northvale, NJ: Jason Aronson, Inc.

Scharff, D., & Scharff, J. (1987). *Object relations family therapy.* Northvale, NJ: Jason Aronson, Inc.

Schore, A. (1994). *Affect regulation and the origin of self: The neurobiology of emotional development.* Hillsdale, NJ: Lawrence Erlbaum Associates, Inc.

Schore, A. (2003). *Affect dysregulation and disorders of the self.* New York, NY: W. W. Norton and Company.

Shaddock, D. (2000). *Contexts and connections: An intersubjective systems approach to couples therapy.* New York, NY: Basic Books.

Shapiro, R. (1979). Family dynamics and object-relations theory: An analytic, group-interpretive approach to family therapy. In S. C. Feinstein & P. L. Giovacchini (Eds.), *Adolescent psychiatry: Developmental and clinical studies.* Chicago, IL: University of Chicago Press.

Siegel, D. (1999). *The developing mind: How relationships and the brain interact to shape who we are.* New York, NY: Guilford Press.

Solms, M., & Turnbull, O. (2002). *The brain and the inner world.* New York, NY: Other Press.

Winnicott, D. (1958). *Through pediatrics to psycho-analysis.* London, England: Hogarth Press, 1977. (Reprinted London, England: Karnac Books, 1991.)

Zeitner, R. (2003). Obstacles for the psychoanalyst in the practice of couple therapy. *Psychoanalytic Psychology, 20*(2), 348–362.

Zinner, J. (1976). The implications of projective identification for marital interaction. In H. Grunebaum & J. Christ (Eds.), *Contemporary marriage: Structure, dynamics, and therapy* (pp. 293–308). Boston, MA: Little and Brown.

版权声明

Self within marriage : the foundation for lasting relationships / Richard M. Zeitner.

© 2012 by Taylor and Francis Group, LLC.

All rights reserved. Authorized translation from the English language edition published by Routledge, a member of the Taylor & Francis Group, LLC.

Copies of this book sold without a Taylor & Francis sticker on the cover are unauthorized and illegal.